U0048799

IG人氣平臺帶你無痛理解中醫

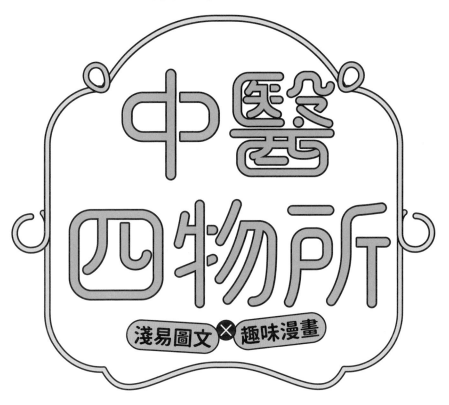

中醫
四物所

淺易圖文 ✕ 趣味漫畫

從中醫知識懶人包到
分析日常病痛的眉眉角角

目　次

作者序

　　在你開始閱讀本書前，我們想先來個簡單的自我介紹。我們是目前就讀於中國醫藥大學學士後中醫學系的學生，分別畢業於高醫香粧品學系及中央警察大學鑑識科學系，原本和彼此及中醫都八竿子打不著，後來卻因為各自的因素決定報考學士後中醫學系，而變成同班同學（也許滿多人對我們的科系不太了解，但因為在這本書的最後也會詳細解釋中醫的相關學程，所以就先容我們不在這裡贅述了）。

　　過去兩年多以來，全球飽受covid-19疫情的影響，我們這些在校的學生也因此被困在宿舍遠距離上課。少了梳妝打扮、往返學校或是出門玩耍的時間，卻多了很多盯著電腦打報告（當然還有看韓劇）的日子。在百無聊賴之下，我們決定在Instagram創立「中醫四物所」，把課堂上產生的笑話具體畫出來，從不到十人追蹤到後來破百人時才讓我們認真思考，把自己的所學所想出來，用更平易近人的方式讓大家了解中醫知識，其實是一件很重要的事情！

爲什麼大家都應該懂點中醫？

　　如果你曾經看過中醫，是否曾經因爲聽醫師說你的症狀是「中風」，或明明喉嚨沒有痰，醫師卻說你是「痰濕」體質而覺得困惑？這些似懂非懂的疑問可能會讓你對中醫半信半疑，拿著一堆中藥粉回家卻不確定是不是應該要乖乖把它們吃下肚。或者，如果你沒接觸過中醫，對中醫的印象可能又不一樣。你是覺得中藥療效差所以需要長期調養，還是覺得中醫不太科學，所以沒有嘗試呢？

　　不論你對中醫的印象是上述哪一種，或是你有另外的答案，都不能否認在我們的日常生活中，到處都有中醫的影子，從媽媽燉的四物湯、你愛喝的四神湯、便利商店的漢方飲品，甚至四季和氣候都可以窺見中醫的冰山一角。如果你以前就對看中醫、吃中藥不陌生，這本書可以讓你用有趣的方式更進一步了解中醫；如果你從前對中醫很不熟，甚至是不信任，那這本書可以讓你初步認識它，畢竟我前面提到了，中醫存在我們的生活中，存在於你還未發覺、卻與之日日共存的周遭。

　　這本書將會分成四個部分，第一部「中醫的基本概念」會介紹看中醫前應該注意的大小事，像是什麼情況可以看中醫、中西醫能不能一起看，或是看診時的打扮有哪些需要注意的細節等。第二部分「掛號看診」則會以你此生多少都

會遇到的症狀，以及中醫婦科、傷科出發，讓大家了解中醫的治療邏輯以及可以治療的範圍，每個章節也會加入緩解症狀的建議或中藥介紹（但是可千萬不要看了書之後，自己去抓藥來吃啊！）。第三部「臨櫃領藥」會分享中醫觀點如何養生，以及服用中藥新手最困惑的——水藥和科學中藥的選擇題該如何作答。第四部「中醫也很潮」則會從中醫角度看日常最潮流的重訓運動，介紹中醫界最新潮的儀器，以及毛小孩的「中獸醫」到底是什麼。如果你在看完五花八門的中醫知識後，也想加入中醫的行列，我們也會在本書最後分享臺灣中醫的就學途徑及學程！本書在每一部之間還會穿插「中醫小學堂」，針對大家普遍想了解的中醫知識或常見迷思進一步說明。

　　本書除了用生動的插圖讓你更了解中醫之外，也希望可以把四物所的初衷——將艱澀的中醫內容轉成有趣的白話文——貫徹在整本書當中。期待這本書可以帶給你「中醫其實和我們好親近！」，或是「原來中醫也可以這麼有趣！」的感受，也可以改變你心中那個「中醫就是過時」的想法，以最輕鬆的方式認識中醫，擁抱更多健康觀念！

中醫四物所

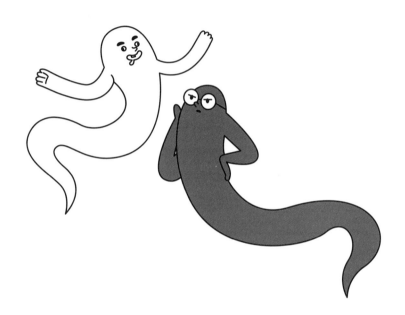

陽寶

人來瘋，總是話多又很吵，但是堅持
自己生性內向，只是沒有人看出來。
想法天馬行空，自認為討厭讀書，不
喜歡文謅謅的中醫古文，想要把中醫
通通翻成好笑的白話文。所以為了把
中醫變得很有趣，念書常常恍神，心
思會不小心飛太遠。興趣是捉弄陰寶。

陰寶

看似冷靜沉著，看到陽寶失控的時候
會很無奈，不喜歡社交，但是喜歡和
陽寶討論如何把中醫的知識結合有趣
的內容。私底下喜歡吃垃圾食物，覺
得自己有義務偶爾潑陽寶冷水讓他冷
靜一下。

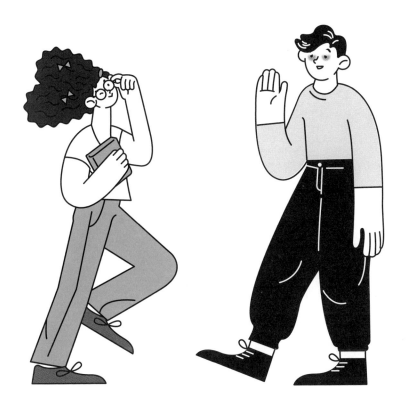

阿圓

樂咖的妹妹，資工系大三生，常要熬夜 debug，個性活潑，對化妝穿搭有興趣。排球系隊。喜歡打電動手遊。

樂咖

阿圓的哥哥，身體似乎比阿圓虛弱，目前商業設計系剛畢業，任職於廣告公司。過敏人。個性文靜，喜歡咖啡又很高所以朋友都叫他樂咖。甜食、慢跑愛好者。

PART —①

中醫的基本概念

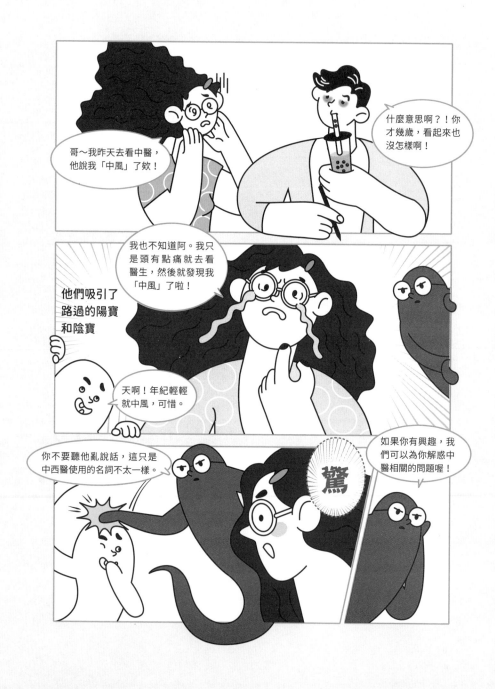

中醫與西醫的差別

　　翻開這本書的你，有過看中醫的經驗嗎？你也聽過中醫師對你說這些話嗎，像是「你這個齁，是中風啦！」、「你這是因為有痰哦！」、「你腎虛哦！」。最後，你驚嚇地點點頭，直到走出診間後還是想不透醫師剛剛到底在說什麼。這些都是你的經驗，沒錯吧？

　　所以，中醫師說的這些話到底是什麼意思？想要知道答案，就必須先了解人們從古至今是如何理解人體的生理與結構的，以及中西方的醫學究竟有哪裡不同。

醫學，從觀察開始

　　好奇心和觀察，是科學進步的開始。當我們對周遭的事物感到好奇，便會希望找尋它背後的規律，並且希望用這些「解釋」趨吉避凶。在人類的發展史上，疾病始終都是人類要面臨的重大挑戰，幫助人們延長壽命的科學——醫學——也因此隨之形成發展。

西醫看待人體的方式

但是，不同的觀察角度卻讓中西方的醫學最終走向截然不同的兩個路線。以西醫來說，現代科技的進步為西醫帶來了新的可能，愈來愈多厲害的儀器讓我們能夠看到以前人們看不到的事物，觀察的尺度漸漸從宏觀進展到微觀。當科學家能夠研究得愈來愈深入，並且終於理解一個疾病的所有致病機轉（可以把它想成一個個步驟）後，就像是繪製出一幅人體運作的**地圖**，醫師和科學家可以從不同的步驟下手，研發出相對應的藥物，治療疾病。

舉例來說，西醫透過進步的儀器與研究發現人體的體溫調節中樞。當我們因為感冒出現發燒的症狀，就可以利用退燒藥（Acetaminophen，普拿疼的主要成分），作用於調節中樞終止發燒的情況。又或者是病理學的發展讓我們看見許多致病菌，醫學家能藉由研究這些細菌的結構、生理以及對人體的影響，進而發展出抑制或是消滅它們的特效藥。

但是，如果我們暴力地試著用西醫的這套邏輯來理解中醫，可能就會遇上困難，有時甚至困難到會讓人很想大力闔起書本，在心中咒罵五四三（我才不會承認那個人就是我呢！哼哼）。但只要轉換視角，很多事情就會豁然開朗。大家不妨暫且放下以往的既定觀念，用更開放包容的心態，和我們一起進入古人所處的時空背景，從更宏觀的視角去看待

人體，進而了解中醫。

道家思想下的中醫學觀

　　前面說過，古人透過觀察得以了解自然界的規律。但和西方不同的是，中國自古還受到道家思想的影響，認為萬物的運行都有其**規律**，也就是「道」。但道是什麼呢？老子曾經說過：「道可道，非常道。」這句話表示萬物都有其規律真理可以探索及闡述，但所謂的永恆常在之道理卻不是固著不變。在日常中，自然環境就是「看似千變萬化卻又遵循規律」的最佳例子，因此古時候人們遇到各種疾病，努力想找出造成疾病的根源時，便巧妙地把觀察大自然的心得借用在中醫學上，中醫看待人的視角也因此多了一些趣味。

　　舉例來說，以前的人們不曉得細菌、病毒的存在，卻因為看見當天氣變冷或寒風吹襲時，有些人會因此生病，而把這個看不見的原因稱做「風」、「寒」。又或者是在中醫裡，肝的特性是疏泄條達，負責調控全身氣血的流動，而古人發現肝的生理功能與角色，剛好和樹木枝條的生長，以及春天充滿生生之氣的季節特色互相呼應，於是將「肝」與「木」、「春天」連結。除此之外，其他季節也都因著不同的特色對應到不同臟腑，像是夏天對應到心，秋天對應到肺，冬天對應到腎，脾胃則對應到夏秋之間的長夏。[1]

看到這邊，你可能會覺得「人體就是人體，跟春天、夏天、樹木有什麼關係？！」但這些乍看無關的名詞彼此交會牽連的結果，其實可以織成一片更全面的網絡，形成中醫看待人體各種表現的整體觀。當疾病發生，中醫除了關注人體表現，還會把外在環境的影響納入考量，例如當下季節所影響的氣溫、濕氣等變化，或是患者所處的地理位置，都會影響疾病表現以及診斷之後的開方方向，而環境與人體間的關係就是中醫所謂的「**天人相應**」。

沒有檢測工具，中醫怎麼看病？

中醫不像西醫，能利用超音波、X光、電腦斷層等檢測工具幫忙診斷（啊！等等，其實也是會啦！），那要怎麼幫病人看病呢？現今的中醫教學著重在辨證論治，簡單而言，就是把患者身上的資訊蒐集一遍，包含你的病史啦、檢查數據啦、臉色好不好、舌頭紅不紅、脈象如何，以及你描述的症狀等資訊。經過醫師的評估後，診斷你得的是什麼病以及體質為何，再給予適切的治療。我們可以把「證」看作是許多症狀表現的集合體，舉例來說，當中醫師看到眼前的患者精神不濟，肌肉乏力，呼吸短淺，說話有氣無力，

1　也有人認為，脾旺於四季，也就是脾的角色在一年四季都很重要。

又有食慾不佳、頭暈的症狀，若再加上觀察舌色淡，脈摸起來細而無力的話，就會認為這個患者有「氣虛」的證。只是，不同的證之間也可能會有一些症狀互相重疊，例如血虛也可能會造成頭暈，所以需要綜合參考各種症狀表現才能準確判斷。在臨床上，我們甚至可能看到一個人身上同時存在多種「證」的結合，這時就要依賴醫師的臨床經驗來判斷了。

一說到中醫師蒐集資訊的手段，就一定要提「望、聞、問、切」。看過中醫的讀者或許多少都有耳聞，但是對具體的內容可能不甚了解，讓所長簡單跟大家講解一下。

「望」就是你走進診間、坐在醫師面前，醫師透過銳利的雙眼評估你身體的動態與靜態情報，像是有的醫師可以透過你走路的動態，就知道你哪邊結構出了問題。在診間裡，也常見中醫會觀察病人的舌頭，這就是所謂的「舌診」，也屬於望診的一種。舉例來說，舌苔很黃，在撇除因喝咖啡、吃水果等食物染色的情況下，可能代表病人的身體有「熱」象，或是有的患者的舌頭很胖大，伸出的時候擠出兩側嘴角，就能提示中醫師他身體的水濕很重。

「聞」則包括聲音與氣味兩種資訊，例如咳嗽的聲音、講話有沒有精神，還有口中與身體的味道等。

「問」透過詢問的方式，讓醫師了解你有哪裡不舒服、痛感是怎麼樣、什麼時候會痛等。

「切」也就是把脈。透過指間感受脈的搏動力量、大小、高低、速度、軟硬等——這些在中醫的術語裡叫做「位數形勢」——同時中醫的把脈還將手腕橈動脈的位置細分成寸、關、尺,並分別對應著不同臟腑。舉例來說,左手「關」的位置對應到「肝」,當把脈摸到這裡有不尋常的脈象時,就表示肝出了問題。

但是如果你讀到這裡,就以為現代的中醫師除了傳統的四診(望聞問切)之外,沒有其他輔助診斷的工具,那可就錯了!其實現代的中醫師也會利用超音波和 X 光等檢測工具的結果輔助診斷。借助現代儀器能幫助中醫師更精準地判斷病人的情形,同時發現用傳統的診斷方法難以察覺的其他問題。關於現代中醫使用的診所儀器,所長也會在這本書的第四部跟大家介紹!

互相合作的中西醫學

讀到這裡,你有什麼想法呢?是不是覺得「啊～我早就知道啦!中醫跟西醫本來就是兩個相差十萬八千里的系統嘛。」你要是這麼想,恐怕又要錯了,或是只能說對了一半。在「道家思想下的中醫學觀」這段當中所提到的「規律」,以及「西醫看待人體的方式」中提到的「地圖」,乍看之下雖然有很大的差別,但其實不論是中醫或西醫,都是在建

構人體的地圖，只是兩者的比例尺不同。如果把人體比喻為臺灣，西醫畫的比較像是街角巷弄間精準的區域互動，而中醫所畫的地圖，則像是在說明不同縣市之間的地理位置，以及彼此之間的關係。當我們生病時，就像是走到一個陌生的地方，這時候我們一定會二話不說打開手機裡的 Google 地圖，放大又縮小，縮小又放大，想知道目前身處的方位、附近有什麼，也想知道接下來該怎麼走。而在 Google 地圖上能自由縮放查找路線，就像身處於現代的我們很幸運地能同時擁有中醫與西醫兩種不同視角，幫助我們遠離疾病。

　　大家有聽過一種叫做 Speed Runner 的電玩玩法嗎？玩家得用超乎常人的速度，在最短的時間通過遊戲。想像一下，你今天你要用 Speed Runner 的玩法挑戰一款賽車遊戲，這時候你會怎麼做？當然是研究最短路線，對吧！所以除了精進自己的甩尾技巧，你還要做一個更重要的步驟——研究地圖。但如果你沒有賽道的全地圖，又怎麼能發現最短路線呢？因此，如果我們能在西醫的角度之外，也試著用中醫觀點看待人體，就可以截長補短，將中西醫學的優點發揮到最大，同時避免兩方的盲點。

　　值得慶幸的是，中西醫學的合作已經是現在進行式。現代中醫也在科學研究的幫助下，能用更微觀的視角看待人體，像是透過藥物的相關研究發掘中藥的潛力，期待能更

精準地打擊疾病；另一方面，中醫則提供西醫相反方向的引導，例如流行病學的研究發現，人們情緒的變化、飲食及生活環境等，也可能是某些疾病的致病因子（我們在下面的章節馬上就會提到了）造成，又或是西醫也慢慢引入中醫的觀念，認為即使是相同的疾病，也會因體質不同而有不同表現和影響。

　　曾經有一位粉絲在 IG 上問我們：「所長身為中醫，還會去看西醫看病嗎？」想必大家在看完以上的介紹之後，應該已經知道答案是什麼了吧？答案當然是肯定的，畢竟在科技日新月異的現代，我們為什麼要排斥用更新的方式來輔助，甚至治療呢？現在中醫領域（不管是中藥材、針灸等）也都正努力朝向實證醫學的方向發展，希望在中西醫交流合作下，可以讓更多對中醫療效有疑慮的人踏出第一步，讓自己多一種恢復健康的選擇！

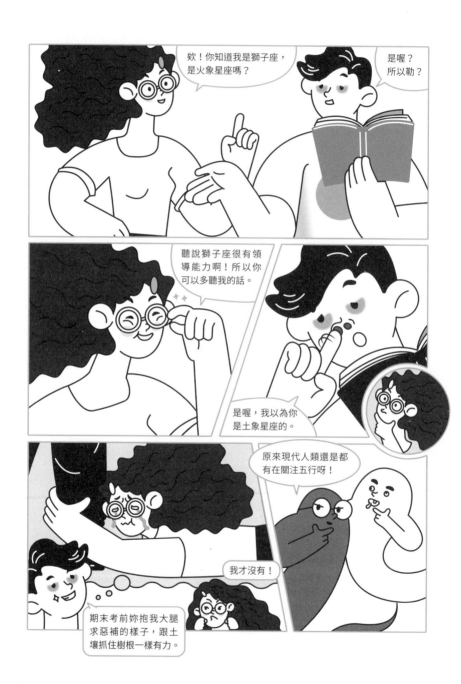

中醫的第一堂必修課：
陰陽與五行

陰陽是什麼？

　　說到「陰陽」，你的腦海中會浮現什麼想像呢？這個名詞在武俠小說或是靈異小說（？）裡面經常出現，讀來令人熱血沸騰又覺得神祕，沒想到也能用於中醫治病！？其實，陰陽的概念貫穿了整個中醫學的理論，如果把中醫包羅萬象的學理去蕪存菁，留下的便是大道至簡的「陰陽」，所以如果想要對中醫有進一步的認識，就必須從了解陰陽開始。

　　中醫裡的陰陽，實際上是來自於古人對自然界萬物的觀察，並以相對的概念來解釋生活中遇到的各種現象。舉例來說，秋冬屬於陰，春夏屬於陽；夜晚屬於陰，白天屬於陽。看待人體的結構時，五臟屬於陰，六腑屬於陽，如此一來，可以初步區分各個臟腑在功能上的不同。陰陽的概念也可以用於中醫對疾病的診斷，像是皮膚的色澤如果偏黃赤屬於陽，偏黑屬於陰。若將脈象的表現用陰陽的概念來區分，

則可以讓中醫師對患者目前的狀態有比較宏觀的認識，例如脈跳得很快為陽，脈跳得較慢為陰。除此之外，陰陽還能用來分辨人體的病理狀態，如大家常聽到的「陽虛」，就是指患者有臉色蒼白、手腳冰冷、疲倦、動不動就流汗不止等症狀表現。最後，就連診斷後的用藥治療也脫離不了陰陽，像是有些能夠發汗或是有強心作用的藥物，中醫裡便將它的效果概括為陽。

不過，如果說陰陽就是把事物簡單粗暴地進行二分法，那可就誤會大了！大家有沒有發現陰陽圖中有一個特色？均分陰陽黑白兩色的，並不是一條貫穿中心的直線，而是一條滑順的S曲線。事實上，這也隱含了陰陽之間並不僅是二分法，也存在「互相推移」的關係。如我們所知，春天時萬物生長，陽氣開始振作，等到進入冬季，萬物便歇息。四季的變換就是陰陽推移最顯而易見的例子之一。

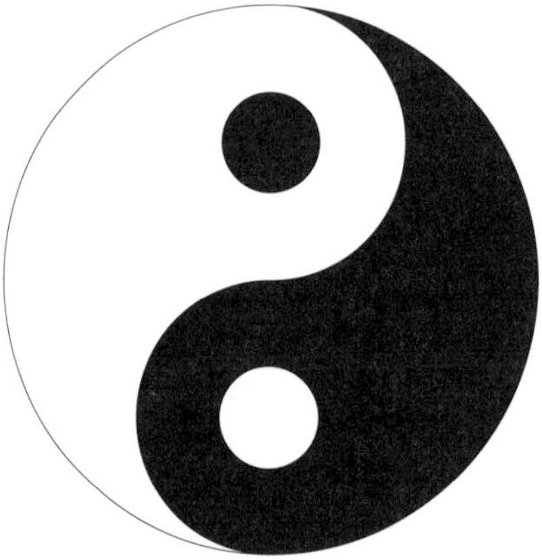

陰陽雖然是個比較抽象的概念，但其中隱含的二分法與互相

圖 1-2-1　陰陽太極圖

推移的內涵，卻讓它能夠被靈活運用於判斷疾病表現與病情發展的動態過程，變成整個中醫理論的核心。一旦有這個大原則，中醫師在治病上就有了大方向，能夠更細膩地判斷五臟六腑的失衡。於是，就像我們在前面所說的，中醫的治病思路從診斷一直到用藥，都是建立在陰陽這個概念的框架下，所以我們也才會說，中醫治病的最終目標，就是將人體調整到「陰平陽秘」的狀態。[1]

五行學說

又是一個會在武俠小說裡面認識的名詞！不過在了解陰陽之後，你應該也可以想見，如果整個中醫只談陰陽，恐怕不足以具體歸納複雜人體中的每一種狀況。因此古代先賢又運用自然界中的五個元素——木、火、土、金、水——以及這些元素呈現的特性，來代表不同的臟腑。

- 木：從木的形象與植物的生長來看，木有升發、條達的特性，對應到肝。
- 火：火具有溫熱、蒸騰、向上的特性，對應到心。
- 土：土能孕育萬物，具有生化、容納水穀[2]、濡濕的特

---

1 指陰陽的不同特性在人體內達到平衡，相互供給驅動，達到人體自然健康的狀態。

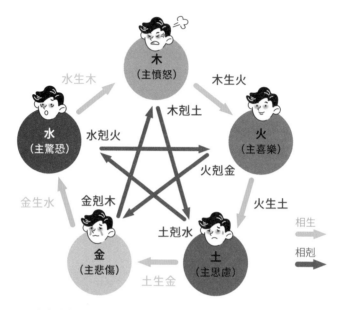

圖 1-2-2　五行相生相剋圖

性，對應到脾。

- 金：金屬有堅硬的特性，能肅降、收斂，對應到肺。
- 水：水能夠滋潤萬物，又有向下流動的特性，對應到腎。

　　談到五行時，還有一個一定要提到的重點。你有想過為什麼所長說的是「木火土金水」，而不是大家習慣的「金木

2　水穀：食物進入人體的營養物質，是給予人體氣血的原料。

水火土」嗎？其實，這是因為前者包含了五行之間相生相剋的意涵。試著觀察一下前面的圖片，你應該可以從中發現一些和日常經驗雷同的地方。賓果！因為古人也是從日常體驗中歸納而來的，例如「木生火」，我們可以想像過去需要木材才能生火，又或者「土生金」，可以聯想許多的礦物都蘊含在土壤中，大家也可以再聯想其他的關係看看。

至於相剋關係，大家最常聽到的應該就是「木剋土」了。所謂「相剋」指的是剋制其太過，用白話文來說，就是太超過的話就會被教訓。「木剋土」是指藉由木的升發、條達來協助土的受納運化。以一棵大樹來舉例，土壤中蘊含的礦物質和水分可以孕育大樹生長，而健康茁壯的大樹會在土壤中扎根，把原本鬆軟的土壤建構成穩健、不會被大雨沖毀的根基，而這樣相輔相成的關係，便能創造植物蓬勃的生機和美好的自然環境。

事實上，除了生剋關係，還有更複雜的「相乘」與「相侮」。相乘指的是「順向」的剋制關係。我們上面提到的木剋土是一種正常的五行關係，但當木過於亢盛，過度剋制土，或是土過於虛衰，難以承受木正常的剋制時，就算是相乘。這麼說來，你應該就能舉一反三了。相侮就是指「反向」的剋制，以五行中的例子來說，如果原本應該被金所剋的木太過強大，反過來制約金，或是金過於虛衰，導致木相對壯盛而反過來制約金，都算是相侮。

好啦！所長知道你讀到這裡可能已經開始覺得頭腦有點打結了，所以讓我們盡快總結一下。事實上，雖然我們前面說了這麼多，但在臨床上，醫師並不會單純用五行生剋的觀念去解釋所有的身體狀況，所以只要你讀到這裡能夠了解中醫治療的思維在根本上是以「調整人體的不平衡狀

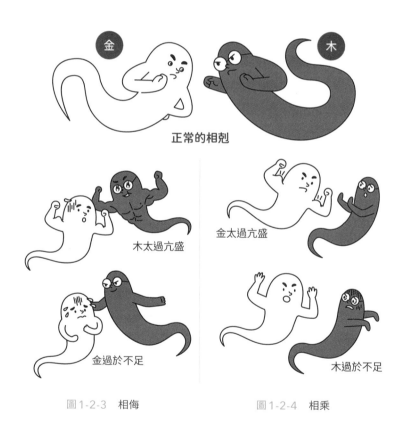

金　木

正常的相剋

木太過亢盛　　　　　　金太過亢盛

金過於不足　　　　　　木過於不足

圖1-2-3　相侮　　　　　圖1-2-4　相乘

態，讓體內的陰陽、五行平衡，使病人恢復健康」，就代表你已經抓住這一章的精髓了！而至於陰陽五行概念該怎麼對應到人體的這個問題，讓我們留到接下來的篇章一一介紹。

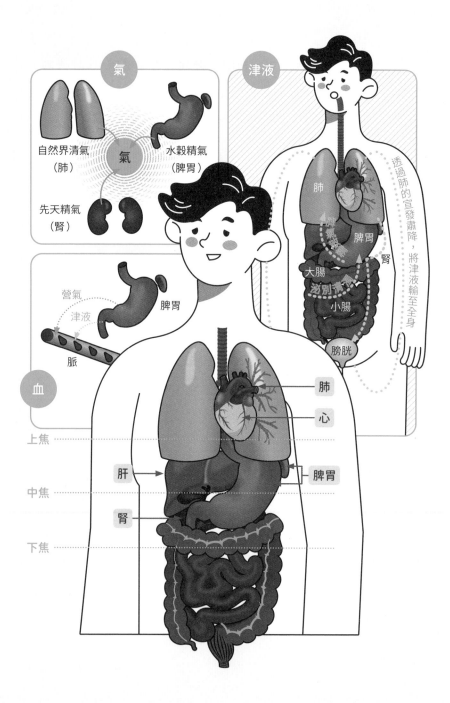

透過中醫看人體

　　大家可能多多少少都知道，中醫講的肝，不等於西醫所說的肝。但是中醫不像西醫，是藉由解剖學來了解人體，那麼古人是怎麼定義人體裡的各種器官，和各種器官的功能的呢？那就是臟腑。

五臟與六腑

五臟：肝、心、脾、肺、腎

　　說到臟腑，其實要把「臟」和「腑」分開來談。一般來說，臟是實心的臟器，包含肝、心、脾、肺、腎。《內經》[1]裡面就提到：「五臟者，藏精氣而不瀉也。」指的是五臟具有儲存、製造精氣[2]的作用。和西醫不同的是，五臟不僅是指實體的器官，也包含這些器官的功能與病理表現。

1　全名《黃帝內經》，是現存最早的中醫典籍，大概成書於戰國時期。由《素問》與《靈樞》
　　兩部書組成，內容包含陰陽五行、病因病機、經絡穴位以及養生觀念，相當繁雜，是
　　每一位中醫學生都必須研讀的醫書。
2　精氣：維持生物體活力的物質，可以從先天或從後天飲食獲得。

- 肝

  肝具有藏血（儲藏血液）的作用，也會協助脾胃的消化，並且也與神經系統有關。另外，肝還主「筋」、「開竅於目」，所以如果有筋骨疼痛或眼睛相關的疾病，醫師可從肝的角度切入治療。

- 心

  中醫說「心主血脈」、「心主神明」，也就是說，心除了主管血液的運行之外，還包含許多精神層面的部分，例如我們的意識與思維等。

- 脾

  「脾主運化」、「脾為後天之本」，這代表脾能將我們吃下去的食物轉化，供我們使用，因此脾又被認為是氣血生化之源。此外，脾也有其他角色，像是水液的代謝、統攝血液的運行。所謂的「脾統血」指的是脾有保持血液運行順暢，使之不會溢出脈外的功能，所以西醫所說的凝血異常，中醫就可從脾的角度來切入治療。

- 肺

  肺除了負責呼吸，中醫還講「肺朝百脈」，有幫助心將血液運行到全身的作用。肺也能協助將津液輸送到全

身，調節水液的代謝。

- **腎**

中醫說「腎藏精」，除了生殖、繁衍下一代，腎還和人體的生長發育有關，像是骨骼、牙齒的生長。另外，腎也有將腎精[3]化生血液以及調節水液代謝的作用，例如臨床上常見的腿部水腫，就會從腎的角度切入治療。

六腑：膽、胃、小腸、大腸、膀胱、三焦

接著，讓我們來看看常常和五臟一起提及的——六腑。和五臟不同，腑通常是空心的器官，其重要的生理功能是「受盛」與「傳化物」，也就是負責受納飲食，並且接續傳遞，一關接一關地完成食物的消化吸收，並將無法利用的廢物排出體外，也因此中醫有「六腑以通為用」的說法。由此可知，確保六腑間的協調運作和暢通是非常重要的呢！

- **膽**

具有儲藏和排出膽汁的作用，如果膽的排出功能出現異常，就會影響到人體的消化吸收。此外，中醫的膽

3　腎精：也就是腎中的精氣，可能是來自父母給予的先天精氣（可以想成是先天體質），或者是後天獲得、製造出來的精氣。

還有一個特色——「膽主決斷」。和肝一樣，膽負責的範疇也包含中樞神經系統，可以影響我們的心神；臨床上常用來治療失眠的溫膽湯，就是循著膽與心神有關的思路而命名的。特別有趣的是，我們常戲稱那些容易受驚害怕的人是「膽小鬼」，但在中醫的觀點上，容易焦慮、擔心、害怕的人，可能真的是膽出了問題喔！如果你的身邊有容易緊張不安的朋友，或許可以建議他到中醫診所諮詢看看。

▪ 胃

胃能受納水穀（即我們日常攝取的「飲食」）。中醫常說，「脾胃為後天之本」，而後天之本是腎精的來源之一，所以胃的機能正常，是身體健康的關鍵，我們甚至可以藉此預測疾病預後的好壞：如果病人胃口好，恢復的情形通常也比較好，相反地，如果病人吃不下，再接受進一步的治療也可能效果不彰。此外，胃的功能是否正常，也可能影響到我們的睡眠，中醫說：「胃不和，則臥不安。」臨床上有很多失眠的病人，在調理脾胃之後，失眠的問題也跟著改善了，所長也會在本書後面跟大家詳細介紹胃與失眠的關係。

▪ 小腸

具有受盛化物的功能，接受來自胃腐熟後的水穀，並將它轉變成「水穀精微」，也就是能供我們身體使用的營養與能量。另外，小腸還有「泌別清濁」的作用，簡單來說，就是能將有用與無用的物質分開。

▪ 大腸

大腸能將小腸泌別清濁後所產生的糟粕排出體外。中醫也說「大腸主津」，這代表大腸也有負責調節水液代謝、再吸收水分的功能。

▪ 膀胱

膀胱負責儲存與排除尿液，但過程中需要腎氣的協助。腎氣是先天精氣的來源，能推動人體各種生理功能，而且與膀胱的關係很密切。如果把膀胱想像成自動給水的水龍頭，水龍頭要正常運作所仰賴的電力就是腎氣。

▪ 三焦

中醫提到三焦時，可能有兩種意思，第一種是指全身上下氣與水液運行的道路，能夠溝通全身的臟腑，協助氣與水液完成全身的循環與代謝。第二種，我們也可以用三焦來區分身體部位，將身體分為上、中、下三焦。一般來說，上焦包括心肺，中焦為脾胃，下焦為肝腎。

氣、血與津液

去看中醫時，我們常會聽到中醫師說「氣虛」、「血虛」或是「津液不足」等感覺有點深奧的名詞，如果對中醫不熟悉，就很容易產生誤解，那麼中醫說的氣、血與津液，到底是指什麼呢？

什麼是「氣」？

在這個小節要談到的幾個名詞中，大概又屬「氣」最讓人覺得虛無飄渺了。我們可以先把自己的身體想像成一輛蒸汽火車。你我都知道，如果蒸汽火車要發動，就需要蒸汽當作動力；同樣地，在中醫的觀念裡，我們的身體也需要一股力量來幫助推動，這股力量就是「氣」，而氣可能是來自於爸媽給你的先天精氣，或是後天透過飲食轉化而成的水穀精氣，又或者是從環境而來的自然界清氣。

在中醫的世界裡，精[4]、血與津液都需要借助氣的推動才能產生並為我們所用，所以我們也可以說，氣就是臟腑的機能表現，循著這個邏輯，又可以把氣細分成肺氣、心氣、肝氣、腎氣、脾氣，或是能保護我們免於外邪侵擾的衛氣

4　精：指各種組成人體和維持生命活動的基本物質。

等。如果臟腑的機能下降，氣就會減弱，例如我們形容一個人「脾氣虛」，是指他的消化機能減低，容易感到腹脹；或者如果病人屬於整體氣虛，則容易感覺到疲倦。

另外，「氣」也能溫暖身體[5]，保衛我們的身體免於外邪[6]入侵，因此氣虛的人一方面因為氣的推動作用下降，無法使血液循環至外圍而容易手腳冰冷，另一方面也可能因為衛外功能下降，而容易受到外邪的侵擾，或是無法發揮免疫作用把外邪趕出身體[7]，可見氣對我們整體的健康非常重要。

什麼是「血」？

「血」就是血液。中醫認為，血的化生需要一些物質做為基礎，並且搭配五臟的合作才能完成。這些物質除了後天的水穀精微（前面提過，就是從飲食轉化而成的營養物質），還有營氣、津液與腎精等，這些物質同時也藉由血的運行輸送到全身。

在生理功能上，血除了具有營養滋潤的作用之外，也和

---

5 這裡指的是衛氣，它像是人體最外層的天然屏障，能夠溫暖身體、抵禦外邪侵擾。
6 指外界環境中各種可導致人體生病的因素，可以是氣候的變化，也可以是看不見的細菌與病毒等，在下一章會有更詳細的說明。
7 此過程稱為「驅邪外出」。中醫認為，人體會生病，部分原因是外邪導致，既然是外來的，必須把它趕出人體，因此你小時候感冒時，可能會聽到長輩說：「留個汗，病就會好了。」這就是驅邪外出的其中一個例子。

神志有關。因此我們可以看見血虛的人通常精神委靡，臉色較白沒有光彩，甚至有點萎黃，也可能出現頭暈目眩、心悸等症狀。要特別提及的是，雖然中醫所說的血虛和西醫說的貧血症狀差不多，但我們還是不能把血虛和貧血畫上等號，因為在血虛的病人身上，不見得能找到符合貧血條件的生化數據。

什麼是「津液」？

一般來說，津液就是人體所產生的各種體液，像是汗液、尿液以及眼淚，都算是津液的一種。所長之所以將津液的介紹接續在血之後，是因為中醫有「津血同源」的說法，也就是說，津液的生成也得仰賴後天的飲食（畢竟我們不可能平白無故就產生水），經過消化吸收，再藉由肺、脾、腎、三焦等臟腑將津液傳遞到全身。

津液能滋潤與營養人體，能與血互相轉化，兩者也都有承載「氣」的功能。如果再用一次火車的例子來說的話，津液與血液就像是火車的燃料，而我們知道，就算火車裡的裝潢再豪華，只要沒有燃料就無法發動，所以如果人體缺少津液與血液，臟腑就無法發揮正常機能。舉例來說，臨床上有些乾眼症便是因為津液不足造成的，這種情況下，點人工淚液只能短暫緩解症狀，從中醫觀點來看，如果要

治本，就要調理整體的失衡，透過中藥補充津液。此外，醫師也可以用「五液」的概念來治療。在中醫裡，五液分別是指汗、涕、淚、涎、唾，五液又各自對應到五臟──心、肺、肝、脾、腎。所以如果要治療乾眼症，也可以從肝著手，促進身體自然分泌淚液的功能。

營衛

　　對一般人來說，營衛或許是個在日常生活中比較少聽到，也比較難理解的概念，但因為在後續的篇章中，我們或多或少也會提到這些名詞，為了讓大家更好理解之後的內容，所長在這裡簡單跟大家介紹一下。

　　實際上，營衛分別是指「營氣」與「衛氣」。營氣是水穀精微的一部分，是五臟六腑、經絡日常所需的營養物質，同時又能夠化生為血液。營氣有行於脈中、晝夜循行不休、充滿營養的特點。而衛氣也是水穀精微的一部分，但在身體的吸收轉化後，跟營氣區分開來，它行於脈外，有溫暖臟腑、肌肉的功能，也能抵抗外邪、控制汗孔的開闔、調節體溫。衛氣循行於全身，但偏於體表。不過，營衛之間可不是水火不容喔！兩者必須互相協調，才能幫助我們維持免疫力或調節體溫，甚至我們的睡眠品質好壞，也都和營衛有關！

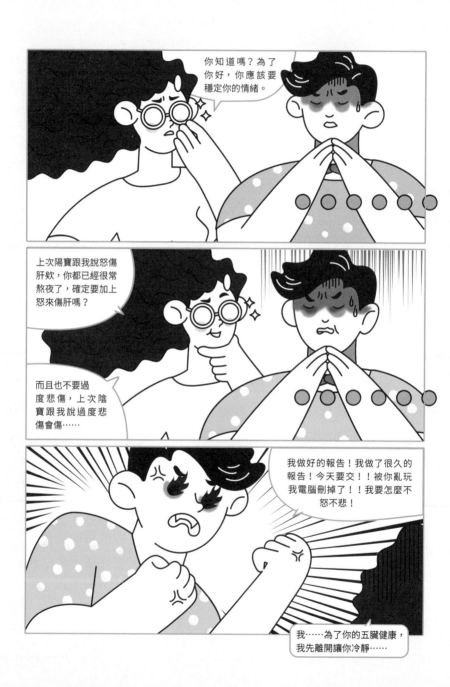

中醫的疾病觀

六淫

　　人為什麼會生病？這個問題的答案有很多。從西醫觀點我們知道，可能是因為外來的細菌、病毒、寄生蟲，也可能是長期的飲食習慣，甚至是遺傳所造成。不過，如果我們試著用中醫的角度回答這個問題，就會發現中醫學在看待疾病方面，很重視人體和環境的關係。

　　古人透過觀察知道自然界存在六氣──風、寒、暑、濕、燥、火，這些是正常的自然現象，也是因為六氣的平衡消長，才能創造出適合生物生長的環境。但是，大自然偶爾也會有些不按牌理出牌的時候，像是某一年冬天太冷，或是在該下雨的時候卻遲遲等不到雨神降臨，這時如果又加上人體的防禦力減弱，就可能導致疾病發生。這些由六氣轉化而來的致病原因，中醫把它們叫做「六淫」（統稱為外邪），也因為六淫是從不同的氣候特色衍伸而來，所以有各自不同的特性。

▪ 風

風邪在春季最為常見,但在換季或氣候變化劇烈時也有可能發生。它經常入侵人的頭面部,造成咳嗽、鼻塞、流鼻水、頭痛等症狀。此外,風邪顧名思義,就像風一樣,給人一種捉摸不定的感覺,這種特性在中醫裡稱為「善行數變」,也就是形容風邪造成病變的部位通常不固定,而且症狀來得快又短暫。舉例來說,蕁麻疹是一種惱人的皮膚病,發作時,病人會感覺這裡也癢,那裡也癢,但不管怎麼抓就是抓不到,對此,中醫可以將此視為風邪在作怪。

中醫也認為「風為百病之長」,也就是在六淫之中,風邪導致疾病發生的機率最大,而且往往不會單獨出現,有時還可能挾帶其他外邪,像是寒邪、濕邪等,一起侵犯人體。

▪ 寒

從字面上就可以理解寒邪具有寒冷的特性,一般在冬季最常發生。以陰陽屬性來區分的話,寒邪屬於陰,因此容易耗損陽氣。中醫師可以從病人是否出現怕冷、手腳冰冷,甚至小便的顏色清白等,來判斷病人不舒服是不是因為寒邪造成的。另外,喜歡吃生冷食物導致胃氣受損,而出現嘔吐、腹瀉、腹痛等症狀,也都

算是寒邪致病的範疇。

除了「冷」，我們都知道當氣溫低到極致時，水會凝結成冰，因此寒邪另外一個特性就是「寒性凝滯」，這表示寒邪侵襲人體後，容易使人體的氣血循環不流暢而引起疼痛，這也對應到中醫說的「不通則痛」。有些老年人的關節疼痛常在天氣變冷時發作，但熱敷一下就會舒服許多，這就是寒邪的表現。

▪ 暑

暑邪具有炎熱、升散的特性，多出現在夏季。和寒邪造成的影響不同，暑邪致病的表現有心煩、高熱、脈洪大等，加上暑邪容易導致人體過度出汗，所以我們也會在病人身上看見津液不足的症狀。

還記得我們剛剛有說，風邪容易挾帶寒邪、濕邪嗎？這裡的暑邪則容易挾帶濕邪，尤其臺灣南部因為氣候濕熱，使得暑濕致病的情形更加常見。在受到暑濕影響的病人身上，常見的表現有疲憊睏倦、汗多、口渴、煩熱等。

▪ 濕

濕邪算是六淫之中較難纏的外邪，從陰陽的角度來看，濕邪屬陰，因此也會損傷陽氣。濕邪會阻滯氣機[1]，也

就是影響到全身不同臟腑機能的表現，因此它的疾病表現變化多端。比較常見的是濕邪影響到脾，導致病人的消化功能減退，發生腹瀉或是大便變黏、排得不乾淨的症狀。另外，由於濕邪有重濁、黏滯的特性，不同於風邪致病時發作較突然、病程短，濕邪引起的疾病大多病程較長，因此要袪除濕邪要有耐心，從中醫用藥的概念來說，治療濕邪不能快速、過度發汗，否則無法將濕邪完全趕出體外。

■ 燥

燥邪顧名思義就是乾燥的意思，因此容易損傷津液，多出現在秋天。一般來說，燥邪容易侵襲肺，肺臟有喜潤惡燥的特點，所以當燥邪侵犯，導致肺缺乏津液時，便會引起咳嗽、有痰等表現。這也是為什麼如果你上網搜尋秋天的養生食譜，常會出現一些像是銀耳、梨子等能夠潤肺的食材。

■ 火

說到火的特性，除了熱之外，你還想到什麼？古人發

1　氣機：指人體各種氣的功能是否正常，中醫認為氣有它運行的道路，當某個臟腑的氣運行不暢，無法發揮該臟腑的功能時，中醫就會以氣機受到阻滯來形容。

現，火除了熱，也會向上升，這很容易從日常經驗中理解，像是我們可以利用火產生熱空氣，推動熱氣球升空。因此中醫認為，火邪因為具有上升的特性，而容易影響人體的上半部，在臨床表現上我們可以看到，患者如果有心火，可能會有舌尖發紅的現象；如果肝火上炎，就可能觀察到病人的眼睛布滿血絲，這些都是火邪影響人體上半部的例子。

更進一步來說，火邪還容易耗氣傷津、生風動血，前者是指火會令人體的津液消耗，就像拿大火煮沸一鍋水後，鍋內的水量會變少一樣，而後者的意思是，火熱會使得血液的流動加快，而可能引起出血的表現。但是，所長要在這裡補充說明的是，其實火對人體並不是只有負面影響。《內經》裡面說：「少火生氣，壯火食氣。」中醫其實有將火分為「少火」和「壯火」，比喻來說，雖然壯火像是不受控的火焰，容易讓鍋子裡的食材燒焦，但如果火候控制良好（少火），就能夠烹煮出美味的食物。

七情

除了外邪會使人生病，中醫看待疾病的另一個特色，就是強調情緒與我們健康的關係。中醫認為情緒和精神狀態

的改變會導致疾病的發生，臟腑失調也可能以精神狀態異常的方式表現出來，兩者是互相影響的。就像如果時常挨餓，肯定會脾氣暴躁，或是長期壓力過大時，就會經常想東想西，也會影響到我們的食慾與消化功能。

情緒在中醫裡稱為「七情」，分別是喜、怒、憂、思、悲、恐、驚。這些情緒其實都是正常的表現，就像六氣一樣，只是如果太過或不及，就會導致我們生病，而七情致病又有以下幾個特徵。

▪ 和精神刺激有關

一般情況下，我們對外界的刺激通常都具有調適的能力，能夠從悲傷中回復平靜，被惹怒時也能夠慢慢調整自己的心情。但如果情緒刺激太大，超出我們所能處理的限度，便會進而影響到臟腑的氣機，導致疾病發生。或者我們也可以觀察到當某種情緒刺激出現時，可能會加重或緩解病情，來了解精神刺激和疾病的關係。

▪ 直接影響臟腑

七情的平衡使臟腑功能得以正常運作，如果某一情緒表現異常，就會直接影響到臟腑的功能。中醫認為：「怒傷肝、喜傷心、思傷脾、憂傷肺、恐傷腎。」如果太過憤怒，便會影響到肝，又或者過度擔憂工作上某

個專案的進展，就會影響到我們脾胃的消化功能。

- **影響臟腑的氣機**

全身臟腑必須合作無間、按照規律互相協調運作，我們才能擁有健康的身體。這有點像是錯綜複雜的道路網，如果某一路段出了車禍，導致路線中斷（某一臟腑的氣機失常），影響的範圍往往不僅是這段路而已，還可能波及遠處的某條街道。

病理產物

看中醫時，你有聽過中醫師說「你這是有痰」或是「有瘀」嗎？當下的你可能似懂非懂，畢竟在我們生活經驗當中，對「痰」的印象大概只有會卡在喉嚨裡的那種痰吧。不過，中醫說的痰可不是喉嚨裡的痰喔！為了避免大家在之後的篇幅中看到痰與瘀時會有點陌生，所長就先帶大家來認識一下什麼是中醫所說的病理產物：痰飲與血瘀。

痰飲

簡單來說，痰飲就是水液代謝過程發生障礙時的產物，和津液不同，它沒有辦法被人體所利用，反而會導致各種

疾病。事實上，中醫裡的痰飲還分為有形與無形兩種，有形的痰飲可用肉眼觀察得到，例如咳嗽時吐出來的痰就是屬於有形的痰飲；至於無形的痰飲雖然不可見，但可以藉由其他的外在表現來推知，例如脈象摸起來是滑脈，或是舌頭上有一層厚厚的白苔等，都可以做為是否有痰飲的參考依據。

至於為什麼會有痰飲呢？因為水液的代謝主要是由肺、脾、腎負責，其他還有三焦、膀胱等，因此當其中任一個臟腑的功能失調，就會使這條代謝路徑出現阻礙，產生痰飲。痰飲會阻滯臟腑氣機以及氣血的運行，舉例來說，當痰飲停留在肺的時候，會影響到肺的氣機，使肺的升降失常，病人可能出現咳嗽或喘的症狀；而當痰飲侵襲到心時，可能導致神志失常，令人意識不清，西醫中常見的中風，從中醫的觀點來看，有一部分原因就是痰飲造成的。

血瘀

血瘀是另一個比較好理解的病理產物，它是由於血液的運行出現障礙，使得血液凝滯所形成的。中醫認為血瘀的形成主要有兩個因素：一個是離經之血，另一個是血液的運行不暢。正常來說，血液應該遵循原本的通道運行到全身，但是如果通道出現損傷，或是體內有火熱而迫使血液

的運行加快，就會使得血液像氾濫的河水一樣，偏離原本通道的束縛，也就是「離經」。另一方面，也可能是血液運行的速度變慢造成的，像是寒、氣虛，甚至是津液不足，都會使血液的流動性受到影響。

那在血瘀的人身上，我們可以觀察到哪些特徵呢？首先，病人可能會覺得身體某個地方刺痛，而且通常可以準確地指出疼痛的位置。血瘀也可能表現為局部的腫塊，這些腫塊可能出現在皮膚表面，也可能出現在體內的臟腑。中醫師可以借助現代的影像技術來診斷，但如果沒有儀器，也可以從舌頭顏色是不是呈現青紫色，皮膚是否粗糙，甚至有鱗片狀的情形（中醫稱為「肌膚甲錯」）來判斷，或是藉由觸診觀察病患的感受，也可以透過把脈，看是否有澀脈的感覺。

我們在這一章談到六淫、七情，再由外而內，談到更細微的痰飲與血瘀。簡單來說，我們的身體與環境之間時常保持著動態的平衡，但只要任何一方增長或消退，便會給對方可趁之機，進而引起體內環境的變化，最終產生疾病。所長希望藉由這章能讓大家了解中醫的病因學，認識中醫如何看待疾病的發生，也更能夠理解為什麼中醫時常強調的養生方式，會依照季節不同而有不同的做法，以及為什麼中醫會重視情緒與健康的關係。

人體的經絡

除了陰陽五行、臟象學說之外，大家最感興趣的肯定就是中醫的經絡與針灸了吧！畢竟在那些偷偷蓋著棉被猛嗑武俠小說的日子裡，我們都希望自己也能夠打通任督二脈。那你覺得，經絡是什麼呢？經絡上的穴道又為什麼有這些神奇的效果？讓我們一起來認識這個已經被世界衛生組織接受的中醫寶藏！

什麼是經絡？

經絡是氣血運行的道路，而且其實我們應該把「經」與「絡」分開來看。「經」指的是經脈，是經絡的主要幹道，通常走在人體的深處；「絡」則指絡脈，通常走得比較表淺。我們可以把經脈想像成連接各個大城市的高速公路，絡脈則是每座城市裡縱橫交錯的街道，這兩套系統共同建立起人體各個部位之間溝通的網絡。而在這個經絡情報網中，有一個個哨站，也就是穴位，負責反應出是否有哪座城市（臟腑）出了問題，需要提高警覺或提供支援。如果真的有臟腑失衡的情形發生，也可以借助其他臟腑（臨近城市）或經絡

（公路街道）的資源來救急。

　　讓我們來看看實例。在人體背部有一條人體最長的經絡——足太陽膀胱經，這條經絡肩負了抵禦外邪的重責大任。當衛氣行走在脊椎兩旁的膀胱經上，就好比我們身後有個盡忠職守的守衛從背後保護我們，協助我們抵抗外來的邪惡勢力。而膀胱經上的許多背俞穴[1]，例如心俞、肺俞等就像哨站，除了可以用來評估患者哪個臟腑有異常外，也可以透過針灸該穴位治療相關臟腑的疾病。

表裡經

　　不過除了從出問題的經絡或是問題周圍的經絡著手治療之外，古人也發現某些經絡間有某種程度的關聯，且循行路線兩兩包夾在人體之外，稱為「表裡經」。順道一提，除了經絡互相表裡，中醫也發現臟與腑之間也有表裡關係，且能夠從表裡經的關係中舉一反三，例如我們在前面提過的肺與大腸相表裡，胃與脾相表裡，此外還有心與小腸，膀胱與腎，心包與三焦，膽與肝等。

　　舉個例子。如果病人發生便祕，中醫師除了會想到大腸

1　膀胱經路線上，位在脊椎兩旁有幾個穴位是五臟六腑的反應點，其中包含肺俞、心俞、肝俞、膽俞、脾俞、胃俞、腎俞。

這個「傳導之官」有沒有善盡本分之外，也會考慮肺本身宣發肅降的功能是否正常。另外很特別的是，古人發現心與小腸之間的表裡關係，也開始被實證醫學驗證。近年被廣泛討論的腸－腦軸概念即是發現腸道中有許多神經元，可以影響人的精神情緒，而這與前面提到的「心主神明」恰好能夠有所呼應。

	相表裡的經絡	
手太陰肺經		手陽明大腸經
足太陰脾經		足陽明胃經
手少陰心經		手太陽小腸經
足少陰腎經		足太陽膀胱經
手厥陰心包經		手少陽三焦經
足厥陰肝經		足少陽膽經

表 1-5-1　表裡經

經絡與穴位的命名

還記得所長當初剛學習中醫時，總覺得每條經絡的名字看起來就像咒語一樣難懂，加上還要記得它們分別是在人體的哪個部位，實在是讓人頭痛。不過所長在想，或許古人也有這樣的困擾，所以在經絡和穴位的命名背後，其實還隱藏著一套規律！首先，從上面的表格你可以發現，經

絡有陽經與陰經之分，這就說明了它們分布的位置。古人將背側視為陽面，腹側視為陰面，例如足太陽膀胱經就分布在背部，而足少陰腎經則位於人體的腹側。而從名稱中的手和足，我們就能大致知道這條經絡位哪裡。

穴位的命名也很有趣，穴道圖上那一堆看似雜亂無章的穴位名稱，其實都是有意義的，有的穴位是由古代的解剖位置來命名，有的是從自然環境中得到靈感，有的則是依照其治療作用來取名，像是藏在足底的湧泉穴暗示了經氣從此冒出，如湧泉般生生不息；位於內眼角的睛明穴則明白地說明了這個穴位的用途。

奇經八脈

奇經八脈光看名字就很酷，事實上，我們在武俠小說中常看到的「任督二脈」就屬於奇經八脈之一，但是奇經八脈到底是什麼？真的有這麼神奇嗎？奇經八脈分別是由任脈、督脈、衝脈、帶脈、陰維脈、陽維脈、陰蹻脈與陽蹻脈組成，因為有著與十二經脈不同的循行規律和生理特點因此得名，然而奇經八脈的功能實際上又與十二經脈相輔相成。我們可以先從最常聽到的任督二脈來了解。

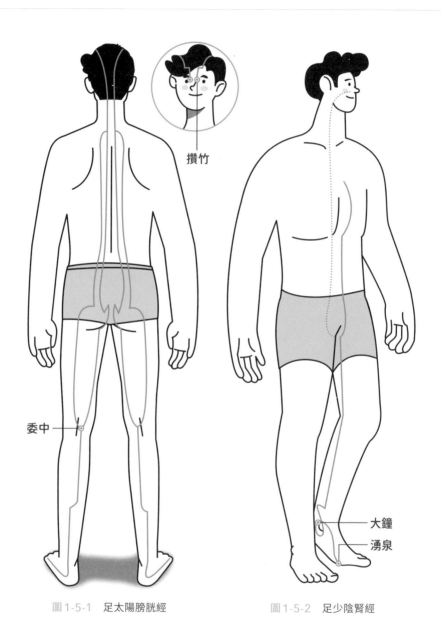

攢竹

委中

大鐘

湧泉

圖 1-5-1　足太陽膀胱經　　　　　　　　　圖 1-5-2　足少陰腎經

任脈

又名為「陰脈之海」，整合了十二經脈中的所有陰經。中醫師可以透過任脈經過的部位來治療相對應的疾病，例如臨床上有些醫師會利用任脈的天突穴（位在頸部）來治療咳嗽，或是利用廉泉穴（位在喉結上方處）來治療失語症，此外，心肺、消化道、泌尿生殖與婦科相關疾病，也都有機會從任脈著手治療。

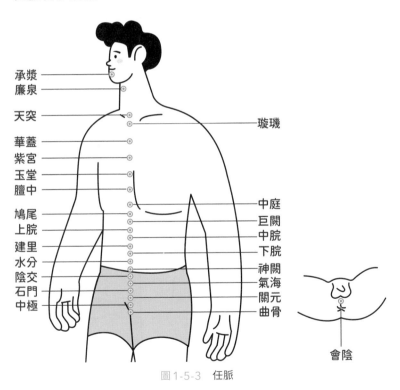

圖 1-5-3　任脈

督脈

又稱為「陽脈之海」，整合了十二經脈中的陽經。路線的起始位置是肛門中央的長強穴，由背後往上行，越過頭部再往下走，直到上牙齦唇繫帶的齦交穴，任督二脈也在此交會。隨著督脈經過的部位不同，也會有不一樣的治療作用，包含治療呼吸、消化、泌尿以及婦科相關疾病。

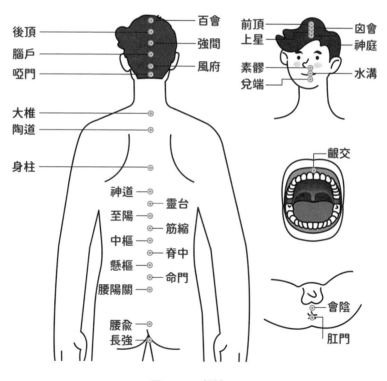

圖 1-5-4 督脈

從上面的敘述，我們可以看出兩條經脈上布滿調理全身機能的穴位，這也難怪小說中老是賦予主角打通任督二脈的任務（要練成蓋世武功，身體機能要更好也是合情合理的吧！）。而你是否也對經絡有更深的認識了呢？這一篇中，我們從經絡的定義、功能、表裡經的概念來說明，希望可以幫大家初步揭開經絡的神祕面紗，也希望可以提高大家對於針灸治療的接受度，畢竟針灸不管是在短期的止痛療效或是長期的調理都有很顯著的效果。

	十二經脈	奇經八脈
分布範圍	除了上下溝通外，還有左右溝通的路線。	以上下溝通為主，還有一條類似腰帶的帶脈，且手部沒有奇經八脈分布。
與特定臟腑聯繫	O	X
表裡關係	O	X
生理功能	具有聯繫臟腑與全身肢體的作用，是氣血運行的道路，使得各個臟腑與組織能夠得到氣血的濡養，得以發揮作用。	• 可調節全身經脈的氣血。 • 五臟六腑氣血的儲藏室。臟腑氣血不足時，可以調用奇經八脈的庫存以維持臟腑的機能。 • 帶脈可約束各條經脈，與婦科疾病、生殖功能有關。

表1-5-2　十二經脈vs奇經八脈

PART ─② 2

掛號看診

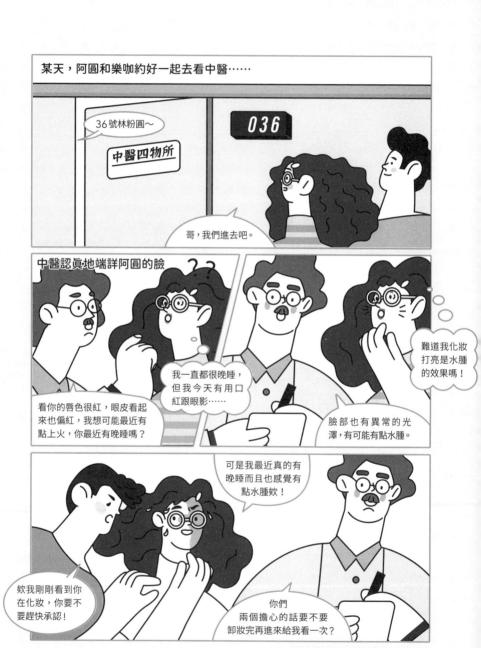

走進中醫診間前

你或許有過幾次看中醫的經驗，但你可能不知道看中醫其實也有一些眉眉角角，只要在看診前多多注意，就可以讓你和中醫師建立更多默契，讓就診的經驗更好喔！

看中醫的OOTD！

蝦米！會不會太誇張？！看個醫生竟然還有特定的打扮？有的有的，雖然醫師不會因為病人的穿著打扮而對其有差別待遇，但還記得嗎？我們在前面有提過中醫看診的方式，這就是為什麼就診時的穿著打扮也是有點學問在裡面啦！

▪ **妝容**
「小姐，我看你的眼皮紅腫，嘴唇也很紅，可能是有點上火的現象。」「那個……醫師，我想那應該是我早上畫的眼影跟口紅啦！」
這段對話雖然滿搞笑的，但所長還真的聽學長分享過，所以在這裡還是要提醒大家，就診時可以勇敢地素顏

面對醫師，正所謂「醜個十分鐘，看診不怕囧。」(陽寶：並沒有這句話！)我們在前面說過，中醫的看診方式是望聞問切，其中的「望診」，就是透過觀看人外在的表現，包含臉部的氣色，甚至是臉部不同區塊的狀態，例如泛紅、出痘、暗沉或是乾燥等，評估病人的身體狀況。所以化妝常使用的修容、鼻影、粉底、腮紅……，在看診前都應該暫時避免使用，否則就可能重演上述的狀況，不僅尷尬，也會影響醫師判斷喔。

- **刷牙**

在一般情況下，把口腔清潔乾淨是很正確、健康的行為，但是在給中醫看診的前幾小時，並不需特別清潔口腔，尤其是舌苔。中醫四診當中的「聞診」包含透過病人散發的氣味評估病情狀況，所以如果有口臭問題，在看診前不應該特別刷牙或是使用口腔清新劑蓋過氣味，反而應該誠實告知醫師，才能輔助醫師下正確的診斷。(但如果在疫情期間有口臭困擾，大家還是戴口罩以口頭告知醫師會是比較安全的做法。)除此之外，因為中醫也會透過舌苔的表現評估病情，例如苔的厚薄、顏色，或是舌頭的外觀、胖瘦、質地，所以如果在就診前刷掉人體自然代謝出來的物質，就可能會影響診斷的正確性。同樣道理，看診前也應該盡量避免吃色素容易

沾染舌頭的食物，例如咖哩、咖啡、紅龍果等。

▪ 穿搭

看中醫竟然還提到穿搭！？看到這個小標題是不是讓你滿腹疑惑？但大家一定都知道看場合穿搭的重要性，所以如果以中醫診所來說，就診時最適合的穿搭就是上鬆下鬆，也就是上下皆寬鬆的衣褲（注意是衣褲，洋裝不建議）。因為太過緊身的衣褲會讓醫師在評估需要針灸或是施行傷科手法時沒辦法順利操作，像是如果針灸的部位比較接近大腿，你一定不會想要把牛仔緊身褲用力往上拉，或者如果醫師評估針灸部位在肚子，你卻穿著洋裝，這樣就會比較尷尬。雖然醫師可能可以找到其他的穴位來取代，但是穿著輕便寬鬆的上衣和褲子可以讓醫師在發揮醫術上更不受限制。

什麼狀況適合看中醫？

大家有沒有印象前陣子經過很多中醫診所時，會看到高高吊起的紅布條寫著：原來感冒可以看中醫。那個醒目標語或許因為直接打破一些人對中醫的既有印象（以為中醫只能在需要調身體的時候看），而讓他們感到驚訝，但讓所長更驚訝的其實是「竟然有人不知道感冒可以看中醫嗎？！」於是

在中醫四物所開張初期，除了其他有趣的單元，我們也把「中醫可以治療哪些疾病」當成其中一個重要的主題，因為自從開始學習中醫之後，我們發現中醫對很多適應症療效真的又快又好，如果可以讓更多人了解到這一點而願意尋求中醫的協助，將會是非常棒的事情。

從古書上的各種記載來看，中醫可以治療的疾病其實相當廣泛，像是：

- 過敏性疾病（如異位性皮膚炎）
- 自體免疫疾病（如紅斑性狼瘡、類風濕關節炎等）
- 不孕症（以及其他婦科問題）
- 慢性病（糖尿病、高血壓）
- 功能性疾病（例如就是覺得不舒服，但是又檢查不出原因時）
- 術後復原（許多患者在手術或化放療後，會主動尋求中醫協助改善副作用）
- 傷口不易癒合
- 傷科

順帶一提，我們很常聽到有人因為筋骨痠痛或是扭拉傷，而去尋求跌打損傷的師傅處理問題，但中醫其實也可以透過傷科手法矯正錯位的肌肉骨骼，甚至有許多看似屬於內科的疾病（例如頭痛），只要矯正復位就能立即改善症狀。

雖然已經列出這麼多，但因為中醫可以治療的領域實在太過廣泛，很難用三言兩語全面概括，所以上述只列舉出幾個常見的大眾困擾。事實上，一些大家比較不知道可以用中醫治療的疾病，例如眼科方面的問題，近期也有中醫師特別針對治療眼部疾病進行研究。所以簡單來說，如果不是骨折、急須開刀或是需要緊急輸血等急迫的狀況，很多疾病都可以找中醫調理。同時，大家也不用苦惱中西醫是否應該二選一，畢竟西醫有日新月異的儀器，可以精準地分析人體的生化數據，具備很多中醫所缺乏的長項，所以推薦大家多利用中醫，但在必要的情況下，也不用因此捨棄西醫的治療。

星期日晚上，阿圓、樂咖坐在沙發上看著netflix韓劇，一邊吃宵夜

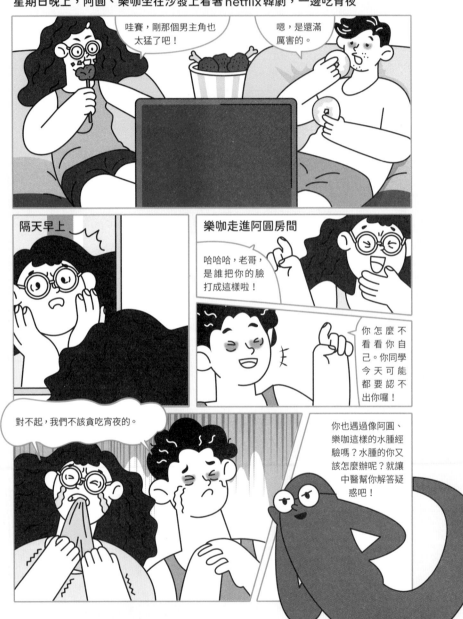

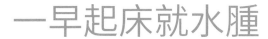

一早起床就水腫

怎麼判斷自己水腫？

一般來說，我們可以透過觀察與用指腹輕輕按壓，來判斷自己是不是水腫，以下是最常見的水腫外在表現，大家可以看看自己有沒有這些症狀：

- 睡醒後發現臉腫、眼皮泡泡眼
- 放學、下班回到家感覺小腿超級腫脹
- 按壓腫脹的肌膚，回彈很慢
- 月經前或月經期間身體感覺沉重、腫脹

除了以上這些，中醫還可以參考其他警訊，判斷身體是不是有多餘的濕氣：

- 舌頭胖大，有齒痕
- 全身感覺沉重

- 精神不濟
- 大便黏，沖不乾淨

爲什麼會水腫？

中醫裡的「水」到底是什麼？

說到「水」，立刻浮現在你腦海中的或許是礦泉水瓶、游泳池裡的水，是一種存在於自然界的物質，能夠隨意流動。然而，水腫的「水」指的是進入人體中的水液，原本應該隨著臟腑的運行推動，到達不同的器官各司其職（例如到達頭面部使眼睛不乾澀、令口唇不乾渴），卻因為臟腑失調使水液沒辦法乖乖遵循本來的路線，甚至停留在體內的某些地方造成人體的不適。如此一來，原本應該潤澤人體的水就變成了「廢水」，正如同現代醫學所描述的，過多的體液跑到細胞彼此間的空隙，造就了水腫。

水進入人體後的正常運行主要與身體三個臟腑——肺、脾、腎——的運作有很大的關係。在人體中，肺會幫助水的運行，避免身體水液分布不均或是停留積聚在不該停留的位置；脾能將我們吃進身體的食物轉化成供身體作用的養分，稱做「水穀精微」；腎則像是鍋爐的柴火，一方面蒸騰著鍋（脾胃）裡的食材，協助將食材轉化成身體可以吸收

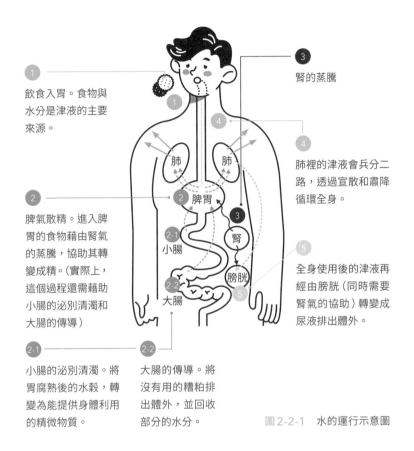

1

飲食入胃。食物與水分是津液的主要來源。

3
腎的蒸騰

4
肺裡的津液會兵分二路，透過宣散和肅降循環全身。

2
脾氣散精。進入脾胃的食物藉由腎氣的蒸騰，協助其轉變成精。（實際上，這個過程還需藉助小腸的泌別清濁和大腸的傳導）

5
全身使用後的津液再經由膀胱（同時需要腎氣的協助）轉變成尿液排出體外。

2-1
小腸的泌別清濁。將胃腐熟後的水穀，轉變為能提供身體利用的精微物質。

2-2
大腸的傳導。將沒有用的糟粕排出體外，並回收部分的水分。

圖 2-2-1　水的運行示意圖

的養分，一方面也像是個過濾器，把可以利用的和不可利用的分開，分別送到它們該去的地方或排泄掉。[1、2]

水腫的原因

　　當水的運行出了問題，以中醫的觀點來看，即屬於體內出現過多不正常堆積的「水」，或稱為「濕」，也就是阿圓和樂咖遇到的水腫問題了。所長我在下面列出幾項容易造成「水」或「濕」的原因，如果你也是容易水腫的人，或許可以先從這幾點多多注意！

- 飲食習慣不良：飲食時間不規律，（如飢飽失常、愛吃宵夜或吃東西太快），和愛吃容易造成身體負擔的食物（尤其是油膩、甜食、重口味的食物）。
- 身體感受到外邪：季節交替時，或空氣中的溫度、濕度和微生物等狀態改變。
- 長期累積疲勞
- 工作需久站或是長時間維持同一姿勢
- 缺乏運動

1　《素問‧經脈別論》：「飲入於胃，游溢精氣，上輸於脾，脾氣散精，上歸於肺，通調水道，下輸膀胱，水津四布，五經並行。」
2　中醫的「腎」不僅止於腎臟過濾血液形成尿液的功能，它還涵蓋了生殖、發育、腎上腺、腦、骨、髓等範疇，這裡所提到腎如同鍋爐的柴火蒸騰胃中飲食物的概念，可以從腎上腺所屬的內分泌系統，調節著水、醣類、蛋白質、脂質的代謝來理解。

- 血液循環不良
- 賀爾蒙變化

簡單來說，我們可以將身體想像成有許多大大小小的湖泊，湖泊之間有河流將彼此連接，河道旁也有堤防，其中的河水平常供應著我們的細胞。我們若想維持這樣的好光景，不想要這裡腫、那裡腫，就需要肺、脾、腎等臟腑善盡它們的職責，控制好河水的流量、提防要定時維護、湖泊也要清淤、看情況洩洪，這樣水才可以受到控制，不會氾濫成災。

水腫了，怎麼辦？

前面我們提到，中醫認為「水」的代謝和肺、脾、腎有關，因此現在我們就來介紹其中一條重要的治水經絡：脾經！

足太陰脾經從腳拇趾的內側面開始，經過小腿內側，往上走過大腿內側，進入腹部，走到胸部，最後經過咽、舌根到舌下。另外，脾經還有一條支脈，從胃部分出，向上通過膈肌，到達心臟。

而在脾經上有一個穴道叫做「陰陵泉」，常常按摩不僅可以緩解每天回到家腫脹痠疼的小腿，還可以緩解因為應酬聚餐吃太多而消化不良的狀況！

陰陵泉

位置 小腿內側，膝蓋下一塊又高又圓的骨頭（脛骨內側踝）下方。

按摩方法 使用手按或用按摩棒按壓即可。

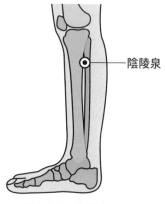

圖 2-2-2　陰陵泉

此外，以下也提供兩個簡單的伸展脾經的方式，可以有效又有感地幫你活動到脾經。

側向弓箭步

背打直，不要駝背，注意兩腳的距離不要過窄。

腳掌相對，身體下壓

坐姿，背打直，若是柔軟度較差的人，不需要為了讓身體下壓而駝背，大腿內側有伸展的痠感即可。

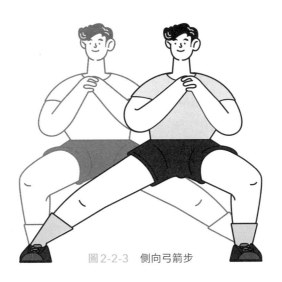

圖2-2-3　側向弓箭步

⌛ 所長講堂

看完了這一章，想必你也對中醫怎麼看待水腫有一些基本概念了吧！前面所提到的水腫，大致上屬於中醫「陰水」的範疇，但事實上，中醫對水腫的分類其實更加細膩，甚至可以分到十種之多呢！[3] 從現代醫學我們也知道造成水腫的原因很多，例如：腎病症候群、心源性水腫等，所以有

3　《華氏中藏經・論水腫脈證生死候第四十三》：「人中百病，難療者莫過於水也。..水有十名，具於篇末。一青水，二曰赤水，三曰黃水，四曰白水，五曰黑水，六曰玄水，七曰風水，八曰石水，九曰裏水，十曰氣水。...」

時候不能輕忽。

　治療水腫時，中醫師除了審慎地評估水腫的表現，例如：按下去後會不會回彈、水腫的部位、位置是單側還是有對稱性等，也會參酌脈象、舌診、大小便、消化功能以及個人病史等，才會做出診斷。

　對於功能不足的臟腑，中醫師可以利用中藥讓罷工的臟腑恢復運作；對於氾濫成災、灑了一地的水，有些藥材也能夠將它清掃乾淨，有的甚至會選擇較適當的出口，讓這些影響身體的水排出身體，例如：藿香、蒼朮、茯苓、澤瀉、車前子等。當然，除了用藥之外，還有針灸、傷科等不同的治療方式，我們可以跟中醫師一起討論，找到最適合我們的方法。

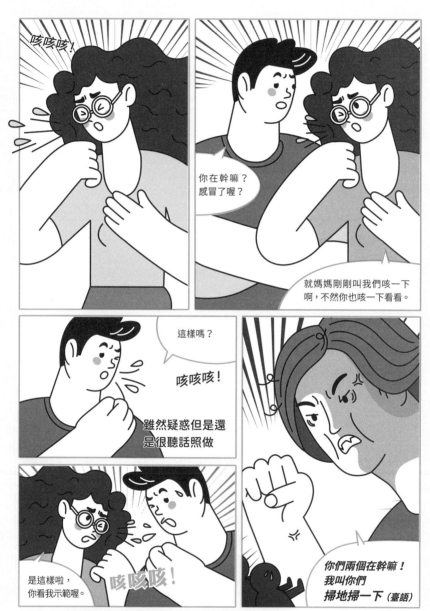

兩個人莫名地在比賽咳嗽的氣勢

中醫讓你咳嗽 OUT！

每個人或多或少都有過咳嗽咳不停的狀況，但這個普遍到不行的症狀為什麼常常變成難治的痼疾，甚至在臺語裡有「醫生驚治嗽」這句話呢？現在就跟著所長一起從中醫的角度了解咳嗽，並看看中醫怎麼對付這個頑固的症狀吧！

身體的第一道防線——肺

說到咳嗽，就一定要提提「肺」這個臟腑。《內經》裡記載：「皮毛者，肺之合也。皮毛先受邪氣，邪氣以從其合也。」也就是說，肺除了呼吸、將血液運行到全身，以及調節津液代謝的作用之外（這些我們在〈透過中醫看人體〉的篇章中有提過），中醫也認為肺與皮毛（肌膚）有關，與外界環境接觸最多，因此當有外邪侵犯人體時，皮毛首當其衝。同時，肺還能透過「宣發與肅降」（宣發是指將氣與津液向上、向外傳遞到全身，肅降則是指向內與收斂），使得氣周行於全身，並讓身體周圍產生衛氣，如地球外層的大氣層般，阻擋外來傷害，形成抵禦外邪時的第一道防線。

外感與內傷

然而，就算肺最終幫我們成功禦敵，它的正常功能還是有可能會遭到破壞而引發咳嗽，由於這類咳嗽是因為遭受外邪入侵身體所導致的，因此中醫將之歸類在「外感」所引致的咳嗽。

此外，「內傷」也是另一個造成咳嗽的成因。如果受到外邪的侵擾久久無法痊癒，使得病邪因此得以深入體內影響其他臟腑，或是長期累積疲勞沒有盡快消除，就可能使得身體太過虛弱影響到肺的宣發肅降導致咳嗽。現代醫學臨床上常可以見到病人在感染痊癒後仍長期受咳嗽所苦，就是病邪深入體內的其中一個例子，或者我們也常會看到一些長者由於身體機能下降（例如肌力下降、纖毛運動能力下降等）而出現慢性咳嗽的症狀。

咳嗽不只跟「肺」有關

說了這麼多，或許會讓各位讀者誤以為咳嗽只和肺有關，但事實並非如此。雖然治療咳嗽時，中醫的確時常著重於「肺」的治療，但由於咳嗽的原因有百百種，因此有時會在治療肺的同時，一邊將重點放在像是脾、肝、腎等其他臟腑上。《內經》就曾經記載：「五臟六腑皆令人咳，非獨肺

肺	咳而喘息有音，甚則唾血	大腸	咳而遺矢
心	咳則心痛，喉中介介如梗狀，甚咽腫，喉痹	小腸	咳而失氣，氣與咳俱失
肝	咳則兩脅下痛，甚則不可轉，轉則兩下滿	膽	咳嘔膽汁
脾	咳則右脅下痛，陰陰（隱隱）引肩背，甚則不可動，動則咳劇	胃	咳而嘔，嘔甚則長蟲出
腎	咳則腰背相引而痛，甚則咳涎	膀胱	遺尿
久欬不已，三焦受之。三焦欬者，腹滿，不欲食飲			

表 2-3-1　咳嗽時的合併症狀表現

也。」人體是個相當複雜的網絡，有許多互相連通的管道，包括經絡、血管、神經，甚至是近幾年來逐漸為人熟知的筋膜。透過這些管道，各個臟腑得以互相影響、傳遞訊息，所以當某個臟腑出了問題而波及到肺的運作時，便也有可能引發咳嗽。

　　但要怎麼分辨咳嗽是哪個臟腑引起的呢？中醫師可以透過望聞問切蒐集患者的各種症狀表現來判斷。《諸病源候論》寫道：「腎欬之狀，欬則腰背相引而痛，甚則欬逆。」意思是說，如果咳嗽時腰部也會疼痛，甚至咳出較清稀的涎唾，治療上就要考慮到可能是腎引起的咳嗽；如果病人咳嗽時有很多痰，痰的顏色較白而非黃色黏液，平時也容易脹氣、消化功能比較差，這時候反而要著重在脾胃的治療，例如在處方中加入二陳湯、平胃散等。上表中列出了中醫常用來辨證咳嗽病灶的細節，不過這些都只是診斷時的其

中一項參考，中醫師還必須考慮患者的年齡、病史及脈象等，才能更準確地辨證，所以大家也不要擅自對號入座喔。

咳嗽止不住，該怎麼辦？

許多外在因素都有可能造成咳嗽，例如藥物、刺激性食物、溫度快速改變、過敏原以及抽菸等，因此當我們觀察到咳嗽是因為這些因素造成時，應該先排除這些因子，而非直接找藥房買止咳藥。以下所長也提供一些中醫的好方法給讀者參考，不過因為這些方法沒有經過醫師辨證論治，解決問題的效果可能有限，所以還是那句老話：「如果有咳嗽困擾，還是詢問中醫師比較好喔！」

甘草

甘草是中藥方劑中非常常見的一味藥材，即使你沒有看過中醫，也很可能吃過加有甘草的藥膳火鍋或喉糖。它的味道甜甜的，因此常被加在中藥處方裡調和諸藥、緩和其他藥材的藥性，但甘草的作用遠遠不止如此。未經炮製的

1 Doreen M Anderson, W G Smith, The Antitussive Activity of Glycyrrhetinic Acid and its Derivatives, Journal of Pharmacy and Pharmacology, Volume 13, Issue 1, September 1961, Pages 396–404

生甘草能清熱解毒、抗發炎。此外，已經有研究發現甘草中的甘草次酸具有止咳的作用[1]，像是桑菊飲就是用甘草配合桔梗，達到清利咽喉、化痰止咳的效果。

　　一般來說，若想要緩解咳嗽，可以拿一片生甘草含在口中，也可以將數片生甘草以水煮開，放涼後冰在冰箱以備飲用，或者在口腔出現潰瘍時用來漱口。需要注意的是，因為甘草具有類似腎上腺皮質激素的作用，如果用量過大可能會導致血壓升高，也應該避免跟類固醇藥物、心血管用藥Digoxin一起使用，以免引起水腫或其他負面影響，建議大家使用前還是先詢問過醫師比較妥當。

列缺穴

　　一般而言，選擇肺經上的穴道都對緩解咳嗽有幫助，但因為列缺穴同時也是個絡穴，能夠聯繫到大腸經的經氣，因此能一穴兩用，一併緩解感冒時的鼻塞症狀。

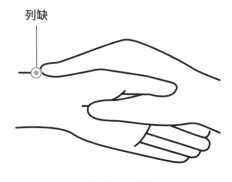

列缺

圖 2-3-1　列缺

介紹 能宣肺平喘。臨床上可用於感冒、頭痛、咳嗽、咽喉痛等。

位置 在手腕內側面，腕橫紋上兩指寬處。

按摩方式 可以用手指指節輕壓，或是用按摩棒按壓，按壓10秒休息3秒，按摩3~5分鐘，不論有無症狀，隨時都可以按摩。

⧖ 所長講堂

　　甜甜涼涼的川貝枇杷膏是是一帖為人熟知的止咳藥方，也是許多小孩子的最愛，所長小時候就常會拿湯匙偷挖一口來吃，哈哈。但是你知道一般坊間能買到的枇杷膏可能有些許不同嗎？一般人又該怎麼挑選呢？

川貝枇杷膏沒有川貝？！

　　川貝枇杷膏最早是由歷史上有名的溫病[2]四大家之一──葉天士先生所發明的。藥方中的川貝母與枇杷葉，是中醫常用來化痰止咳的藥材，前者能夠清熱化痰、潤肺止咳，所含的生物鹼具有鎮咳的作用，後者則能肅降肺氣而止咳。

　　然而，川貝母不像部分的中藥材（如前面提到的甘草）同時

2　溫病：指溫邪侵擾人體後，以發熱為主要症狀表現的疾病，後代醫家發覺在臨床上有些疾病表現不同於傷寒論中所記載（年代較早，主要探討寒邪所造成的各種疾病），於是透過觀察與研究，發展出另一個學說。

也是食材，因此無法在超商等沒有登記許可的地方販售，所以我們能在超商買到的枇杷膏，其實是叫做「蜜煉枇杷膏」，在成分上與藥局所販售的枇杷膏有很大的不同。大家下次在購買前可以注意一下。

- **川貝枇杷膏的基本組成**：川貝、枇杷葉、陳皮、沙參、茯苓、瓜蔞仁、遠志、蓮子、款冬花、桔梗、法半夏、乾薑、麥芽糖、蜂蜜。
- **蜜煉枇杷膏的組成**：麥芽糖（源於小麥、糯米）、蔗糖、植物萃取物（枇杷葉、陳皮、金銀花、魚腥草、紫蘇葉、羅漢果、桔梗、玉竹、乾薑、甘草）、蜂蜜、香料。[3]

所以，只要到藥局買含有川貝的枇杷膏，就能解決所有咳嗽問題嗎？相信你應該有點 sense 了。沒錯！凡事還是要先辯證，看看你的感冒是哪一種，否則枇杷膏對你可能也沒那麼有效。

風熱型感冒與風寒型感冒

由於川貝母與枇杷葉在性味上都偏於苦寒，因此較適用

3　取自京都念慈菴藥廠股份有限公司官網。

於風熱型的感冒。

- **風熱型感冒**：咳嗽不爽，痰黃或黃白而稠。口乾，咽痛，頭痛，鼻塞，身熱惡風有汗或微惡風寒（不喜風吹，怕冷），舌苔薄黃，脈浮數（脈象上感覺位置較淺層、跳動的頻率較快）。
- **風寒型感冒**：咳嗽，鼻塞流清涕，喉癢聲重，痰稀色白，頭痛發熱，惡寒或惡風，骨節痠痛，舌苔薄白，脈浮緊[4]或浮緩。

從上方的比較中我們可以看到，不管是風寒或風熱感冒，其實都有可能會咳嗽，因此單從咳嗽的有無來判斷屬於哪一種並不適當，而需要透過其他表現來輔助判斷。另外，我們也要注意川貝枇杷膏當中含有不少糖分，中醫說甜會生濕、生痰，因此對於原本脾胃就比較虛弱的人來說，服用川貝枇杷膏反而容易產生痰濕，所以也就沒有那麼適合了。

---

4 脈浮緊：指病人的脈象感覺脈管的位置較高，醫師的指頭輕輕接觸肌膚，不需重按，即可感覺到脈管，同時脈管的張力較大，像是繃緊的繩索一般。

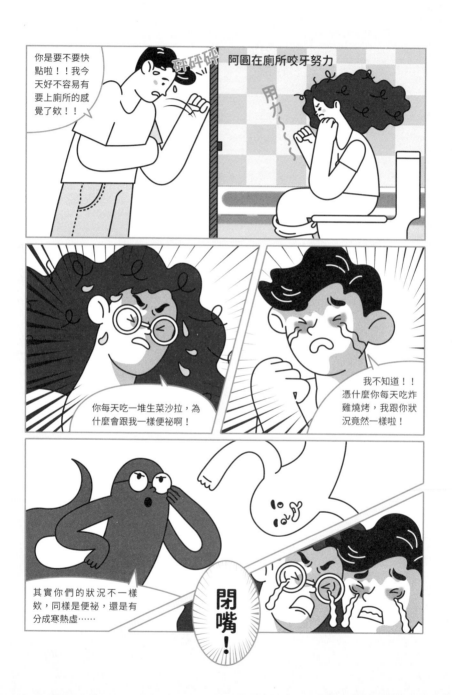

不便啟齒的祕密

無法排解，又不便說出來的祕密

　　許多現代人長期受便祕所苦，不僅不好意思讓家人朋友知道，也羞於告訴看診的醫師，甚至因此去買一些成分不明的酵素和益生菌粉。但其實你大可不必如此，俗話說的好：「人生自古誰無屎，正妹也要去拉屎。」與其因為害羞而逃避排便問題，導致情況變得更嚴重，倒不如及早尋求醫師協助。愈了解自己的身體狀況，才能離順暢人生愈近喔！

　　關於便祕，《醫學衷中參西錄》裡有一段很有趣的記載：

山東德州盧××來函：族侄孫××，患腸結證，纏綿兩月有餘。更醫數十人，服藥百餘劑，不但無效，轉大增劇。伊芳亦以為無人能治，無藥可醫。氣息奄奄，殮服已備。後接先生來信（曾為去信服衷中參西錄中赭遂攻結湯），即攜《衷中參西錄》往視，幸伊芳心神未昏，將赭遂攻結湯方查出示之。伊芳素知醫，臥觀一小時，即猛起一手

拍腑，言我病即愈，幸不當死。立急派人取藥，服後片刻，腹中大響一陣，自覺其結已開，隨即大瀉兩三盆，停約兩句鐘，又瀉數次，其病竟愈。隨即食山藥粉稀粥兩茶杯，繼用補益濡潤之藥數劑以善其後。

文章大意是，有一個人已經便祕兩個多月，看了許多醫師都沒有效果，狀況甚至更嚴重。就在大家心灰意冷，連喪服都準備好的時候，突然接到《衷中參西錄》作者張錫純寄來的建議藥方，於是火速去抓藥讓患者服下。不久，患者的肚子發出巨響，接著瀉了兩三盆大便（嗯～兩個多月累積這樣的量應該很正常吧！），順利痊癒。

然而，並不是所有的便祕都可以用瀉劑解決，例如對身體太虛弱的人來說，像這樣下猛藥可是會出事的。因此在治療前，中醫師必須先分辨患者的症狀是屬於「虛祕」還是「實祕」。

為什麼會便祕？

雖然每個便祕患者的症狀都是好幾天不能順利排便，但便祕的原因和出問題的臟腑卻是人人不同，必須判別出之間的差異才能安全地用藥。中醫將便祕分成多種證型，例如氣虛、血虛、食積或是氣滯都有可能造成便祕，但這裡

我們僅粗略地將其分為實證及虛證來介紹。

虛證便祕

　　在選擇治療便祕的用藥上，中醫會特別在乎患者是不是虛證便祕，否則若不小心使用藥性猛烈的藥材，會讓病人耗盡過多的津液。以下是可能為虛證便祕的表現：

- 臉色青白
- 四肢冰冷
- 容易喘吁吁
- 老年人

　　需要補充的是，雖然虛證常見於老人，但現在很多年輕愛美的女孩因為怕胖而刻意節食或攝取太少油脂，也會導致糞便形成後體積太小且過於乾燥的虛證便祕。此外，若經常選擇生菜沙拉等偏寒性的食材，長久下來也會造成脾胃虛寒導致便祕。

實證便祕

　　在實證便祕的病人身上，常會同時看到「熱性」的表現（如

下所列），這些表現都是源自長期累積在體內的宿便等毒素。
這時，中醫師會採用清熱解毒的藥材，像是大黃、芒硝等，
不過因為藥性峻冷，所以劑量和用藥時間都需要專業醫師
評估，不建議大家自行去中藥行抓藥喔。

- 肌膚出痘且發炎紅腫
- 口乾口臭
- 肚子脹痛
- 偶爾在胸脅（腋下到肋骨）處會有悶痛感
- 情緒易怒
- 口舌易破

便祕了，怎麼辦？

　　中醫對付便祕時，會先找到主因再對證下藥，例如老年
人便祕常見的原因是津液不足、糞便乾燥，這時就會選用
種子類的藥材，因為種子含有油脂可以潤滑腸道，對身體
較為虛弱的病人來說相當溫和好用。這也是為什麼我們很
常見到醫師開杏仁（歸肺、大腸經）這味藥，給總是長吁短嘆、
感覺虛弱而且排便困難的人了。（這麼一說，甄嬛傳裡面的安陵
容外觀整體表現好像就很適合吃杏仁欸……咳咳離題了。）
　　在平時的預防方面，除了要注意日常飲食習慣，例如不

要過度害怕攝取油脂、多喝水和攝取纖維質之外，這裡也介紹大家兩個可以輔助改善便祕的穴位，讓你不管出門還是在家都可以偷偷讓身體順暢。

支溝穴

介紹 具有清熱、通下、利胸脅的作用。

位置 在手臂陽面（膚色較深的那側），從手腕往上4指寬的距離，位在兩個骨頭（尺骨、橈骨）之間。

按摩方式 有長期便祕困擾的人可以隨時按摩此處，用大拇指揉按1～3分鐘，一天數次，配合天樞穴效果更好。

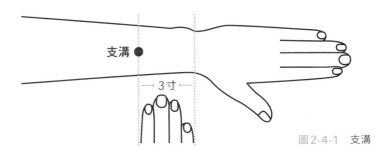

支溝

— 3寸 —

圖 2-4-1　支溝

天樞穴

介紹 具有疏調大腸、理氣消滯的作用。

位置 肚臍左右兩側 3 指寬的位置。

按摩方式 用拇指按壓或用掌腹以肚臍為中心，沿順時鐘方向搓揉。因位置在肚臍周圍，如果出門在外不方便揉按，可以睡前再按 1～3 分鐘左右即可，脹氣時搭配薄荷油效果也很好。

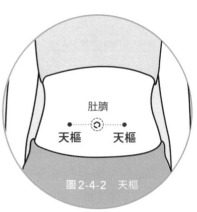

肚臍

天樞　　天樞

圖 2-4-2　天樞

便便的長相好重要

　　大便的長相和氣味雖然都不是很討喜，卻可以反映出最近的身體狀況，因此就算你每天都有排便，也要常常觀察它的型態長相，並在看診時一起告訴醫師。

　　一條完美健康的便便應該是色澤偏黃（若有攝取色素重的食物則另當別論，像是紅龍果），外觀沒有太多裂痕（表示乾濕適中），也沒有膿血或是食物殘渣（難消化食物不在此限，像是金針菇）。大家可以利用下方這些檢查項目幫自己的便便健檢，如果只是偶發性的便祕，可以從改善作息和飲食著手。

▪ 乾燥呈顆粒狀：體內火氣大，少吃炸物、少熬夜。

- 狀態濕黏：體內濕氣重，不過度飲酒、少吃甜食。
- 形狀細軟：氣虛、腸道無力，建議做一些輕度運動。
- 不成形，呈水狀：脾胃虛弱或肝鬱脾虛，初步先避免高油脂飲食。
- 可看見未消化完全的食物：脾胃虛寒，減少食用生冷的食材。

⌛ 所長講堂

　　事實上，中醫在治療便祕上很有特色，並非只用瀉劑治療而已，例如我們在治療便祕的藥方中，常能發現其中加入了走肺經的藥材，舉個有名的藥方來說，《醫宗金鑑》裡提到一劑治療老年人和產婦便祕常使用的——麻仁蘇子粥，當中就有火麻仁、紫蘇子兩味藥，火麻仁常用於潤腸，而紫蘇子入肺、大腸經，能降氣化痰、止咳平喘，又能潤腸。中醫認為腸道要能順利藉由蠕動將大便排出，需要借助肺的肅降功能，如此人體的氣才會順，這也就是為什麼常在許多藥方中看到這類用藥的配合。

肺與大腸相表裡，中醫治療便祕的祕訣

　　剛剛提過，杏仁、紫蘇子歸經於肺和大腸，但你知道嗎？

其實肺和大腸兩條經絡原本就是表裡經的關係，兩條經絡循行路線分別分布在手臂的內外側。看到這裡你可能會覺得，「肺跟大腸的距離和功能差很遠呀，所長不要硬凹了喔！」但這其實是因為中醫的臟腑觀念和一般大眾所認識的臟器（肺臟、肝臟等）不盡相同。

我們可以先了解「肺主皮毛，肺與大腸相表裡」這個概念，也就是人體全身的皮膚及體毛都和肺有關。還記得我們在前面提過長期便祕的人有可能滿臉痘花嗎？這就是一個大腸與肺相表裡的例子。另外，肺氣要能順利下降，大腸的傳導功能才會正常，這也說明在虛證便祕的患者身上，為何可能同時看到病人氣喘吁吁或是有呼吸方面的症狀出現。（需要注意的是，肺與大腸的關聯並非因果關係，而是兩者互有相關性。）

生活在現代的我們大概很難想到肺與大腸的關係，但過往有許多研究從胚胎學（肺與氣管是由腸的前腸發育而來）和免疫學（呼吸道與腸道的黏膜免疫）等角度印證了兩者之間的關係。在近期的一篇文章〈自主神經在中醫「肺與大腸相表裡」理論裡的角色〉[1]中也假設：「肺與大腸相表裡的論點初

---

1 方建嶢、王豐彬（2020）。自主神經在中醫 "肺與大腸相表裡" 理論裡的角色。中醫藥研究論叢，23(1)，77-91。doi:10.6516/TJTCM.202003_23(1).0007

始作用在腦而不在兩臟器互相的連接，因此由腦部可以藉由自主神經的控制影響肺與大腸的生理功能。」作者藉由奔豚病[2]、氣喘、慢性阻塞肺疾病與便祕四種臨床疾病進行分析，認為肺與大腸的關係或可以腦部與自主神經間的訊息傳遞來解釋，例如文章提到慢性阻塞肺疾病或氣喘患者常伴隨焦慮、憂鬱，進而因自主神經不協調而發生便祕。

2　奔豚病：下腹部如有氣往上衝至胸、咽喉，出現腸道痙攣的症狀，類似於胃腸神經官能症。

阿圓「應該要」如火如荼地衝刺期中考，實際上……

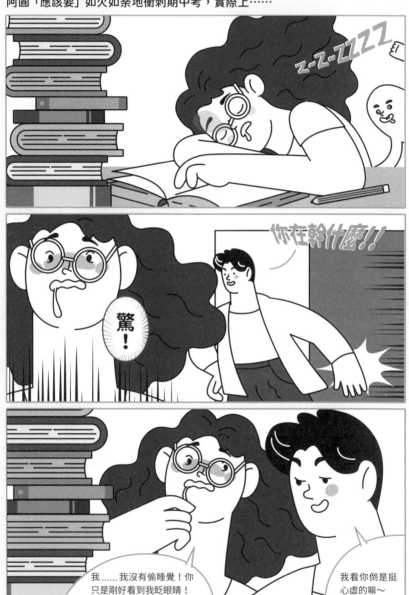

懶懶症候群

怎麼判斷自己心虛了？

你會不會有時候覺得自己好像比別人更容易疲倦、老是提不起勁？你是不是上課永遠一條蟲，一讀書馬上就想睡？所長告訴你：「你其實不爛，只是體能續航力不夠！」有這些症頭(臺語)代表你可能「心虛」了。

中醫裡的心虛，其實還可以細分成心氣虛、心陰虛以及心陽虛。

- **心氣虛**：氣血無法在身體裡順暢地運行，這類型的人容易疲勞、呼吸困難。
- **心陰虛**：可以理解成陰的成分不足，使得陰陽狀態不能平衡，生物機體會因此表現得較為亢奮，所以在心陰虛的人身上，可見到失眠的症狀。
- **心陽虛**：代表心陽不足，也可以看成循環系統失常，所以常見到手腳冰冷的情形。

然而，我們的身體通常不會是純心陰虛、純心陽虛，多數情況是三種因素夾雜而成。以下所長再給大家一些線索，症狀符合得愈多，代表你愈心虛喔。

- 平常容易疲倦，續航力不足，提不起勁，即使睡了一覺還是覺得累
- 有時候會心悸或是胸痛
- 會喘，或是呼吸比較淺
- 沒有運動也容易流汗
- 臉色較白，沒有光澤
- 比較容易擔心害怕
- 舌頭顏色較淡，看起來胖胖嫩嫩的，兩邊有齒痕

為什麼會心虛？

心虛可能是因為天生體質的關係（例如先天的心臟功能與結構問題），也可能是後天造成的。而說到後天有哪些習慣會「傷心」，就得從中醫怎麼看心與流汗的關係說起。

心與汗

在中醫裡，心這個臟腑與流汗的關係非常密切，有「汗為

心之液」的說法。這句話的意思是，中醫認為汗與血有著相同的來源，兩者都仰賴我們吃進去的食物，藉由脾胃等臟腑的運作形成津液，再轉化成汗與血。[1]從現代醫學的發現我們知道，汗液是汗腺過濾血液而形成的，當流汗太多，就好比從血液那裡拿走了太多水分。但流汗是一種身體調節體溫的必要方式，過程中需要仰賴心臟和腎上腺素的幫助，將血液送到體表，才能讓汗腺過濾血液，即中醫所說的「陽加於陰謂之汗」。[2]因此如果流汗太過，就會造成心的負擔，也就是中醫說的「大汗亡陽」、「奪血者無汗，奪汗者無血」。

除了流汗太多，中醫所說的「虧心事」還包括長期累積疲勞、氣血不足、飲食、生活習慣不良，或是其他臟腑機能不足等，也都會漸漸影響心的功能表現。

心虛了，怎麼辦？

在知道哪些事情會「傷心」後，就能知道怎麼避免囉！我們可以簡單地從作息與飲食兩方面著手，讓我們不再心虛，理直氣壯地健康！

---

1 《素問・經脈別論》：「飲入於胃，游溢精氣，上輸於脾，脾氣散精，上歸於肺，通調水道，下輸膀胱，水精四布，五經并行。」
2 《內經・陰陽別論》：「陽加於陰謂之汗。」這裡所謂的「陽」涵蓋了心臟的收縮與舒張，是個將血液運輸到全身的功能，屬於無形的功能；「陰」則指血液、津液等有形的物質。

養心作息

避免過度疲累，適度運動

　　避免在正中午以及晚上就寢前劇烈運動。若平常運動後容易頭暈，或是總覺得運動完就容易感冒[3]，那就要調整運動強度，並注意防風與保暖。

適時地午休小憩一下

　　一年中最熱的夏天是最需要注意養心的時節，但我們也可把這概念縮小，套用在一天之中，因此養心在午時最適合（上午11點～下午1點）。小小地午睡一下，一般來說以20分鐘內較適合[4]（因人而異），可以讓我們下午不易煩躁，提高專注力，有助於下午的工作喔！

養心飲食

補充水分與營養

　　心就像是使身體運轉的馬達，而水分就是心的潤滑油與

3　運動後易感冒和中醫所說的「衛氣」有關，而衛氣負責調節汗孔的開闔。運動後，身體為了降溫而讓毛細孔張開，使得風邪有了可趁之機，所以對於體質較虛的人，在運動後尤其要注重防風與保暖。

4　Mullington J, Broughton R. Scheduled naps in the management of daytime sleepiness in narcolepsy-cataplexy. Sleep 1993; 16:444.

燃料。補充水分就是最簡單的養心方法。此外，中藥裡很常用的大棗也是很棒的養心食療，《本草備要》提到大棗能滋脾土，潤心肺[5]，提供心的營養。

避免汗出過多，預防中暑的藥方——生脈散

你曾經在便利商店裡看過養氣人參嗎？其實它就是廠商從生脈散的概念發想出來的喔！生脈散[6]具有益氣生津、養陰斂汗的作用，裡面所含的人參能大補肺氣，麥冬能潤肺，五味子則能收斂耗散之氣，是個避免在炎熱的夏天汗出過多而「傷心」的好方法[7]，它能提供臟腑持續運作的養分，並且讓臟腑的功能運作順利。

開架可買到的生脈散飲品是出門在外臨時想補充的方便選擇，但為了符合大眾口味，通常會額外添加果汁和糖分。因此若是日常飲用的話，還是建議前往診所，讓中醫師評估後服用適合自己當下體質的藥方。

---

5 《本草備要》：「甘溫，脾經血分藥。補中益氣，滋脾土，潤心肺，調營衛，緩陰血。生津液，悅顏色，通九竅，助十二經，和百藥。傷寒及補劑加用之，以發脾胃升騰之氣。」
6 《內外傷辨惑論》：「聖人立法，夏月宜補者，補天真元氣，非補熱火也，夏食寒者是也。故以人參之甘補氣；麥門冬苦寒瀉熱，補水之源；五味子之酸，清肅燥金，名曰生脈散。」
7 《醫方集解》：「此手太陰陰藥也。…。夏月炎暑，火旺剋金當以保肺為主，清晨服此，能益氣而祛暑也。」

中醫裡的「心」是什麼？又有什麼臨床意義？

簡單來說，中醫裡的心在形狀上有跟現代醫學差不多的描述，此外，它還有兩個主要的生理功能，中醫裡稱做「心主血脈」、「心主神明」。[8]

心主血脈

這部分和大家對心臟功能的理解差不多，說明了心臟負責將血液送到全身，當我們的「心氣」和「心陰」足夠，心臟就能跳得規律，運送養分也可以很流暢，順利將氧氣供應給全身的細胞，並帶走代謝後的廢物。

心主神明

這邊所說的「神明」，不是我們供奉的神明喔！我們可以把這個「神」聯想成「精神」、「眼神」，也就是和我們的意識、精神有關。說到意識、精神狀況或是想法，如果以現

---

8 孫思邈《千金要方》裡面就有提到：「心重十二兩，中有三毛七孔。」，雖然和現代解剖學有所出入，但也不全是錯誤的概念，應該說中醫的「心」除了我們具體聯想到的心臟，還包含了更廣的層面。

代醫學的觀點，主司意識、精神或想法等的器官會立刻讓你想到大腦，但這在中醫實則被歸由五臟中的「心」來主管。

這可能很難理解，但從中醫的角度來看，我們日常的判斷能力、情緒反應其實都和心有很大的關聯，心虛症狀和情緒表現會因為外在環境而相互催化，兩者的影響是雙向的。舉個情境也許會更好懂：當你花了許多時間準備一件重要的事情，很擔心到底成效好不好，日夜趕工兼失眠導致心虛，這時卻聽到有人出了點小差錯（那種我們平時可以輕鬆看待的錯誤），心裡頓時有一把無名火瞬間點燃，但你在罵完之後，卻仍然覺得不舒坦，反而更加心累。

以上所提到心的兩個功能（心主神明以及心主血脈），會讓中醫師在診斷你的症狀（例如：煩躁、疲倦、失眠、容易流汗等）時，考慮到是不是心出了問題。有了上面的概念後，也許下次醫師在跟你解釋時，你就會更理解自己的身體囉！

午夜12點，阿圓興致勃勃地盯著電腦

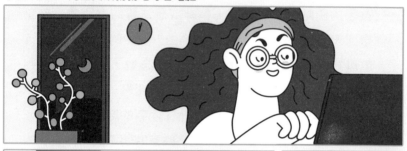

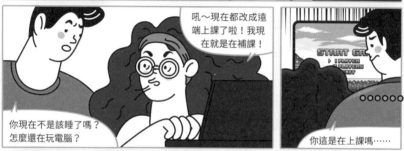

吼～現在都改成遠端上課了啦！我現在就是在補課！

你現在不是該睡了嗎？怎麼還在玩電腦？

你這是在上課嗎⋯⋯

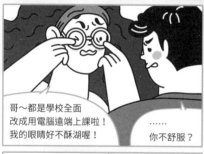

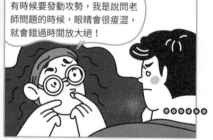

有時候要發動攻勢，我是說問老師問題的時候，眼睛會很痠澀，就會錯過時間放大絕！

哥～都是學校全面改用電腦遠端上課啦！我的眼睛好不酥湖喔！

⋯⋯

你不舒服？

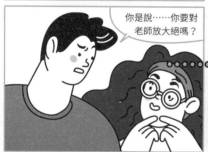

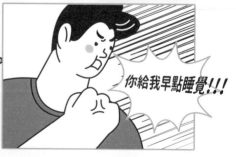

你是說⋯⋯你要對老師放大絕嗎？

你給我早點睡覺！！！

目睭花花，
匏仔看做菜瓜

　　現代人幾乎離不開手機與電腦，除了娛樂外，我們學習的方式也因COVID-19而改變了，許多的企業與學校紛紛透過遠端視訊軟體開會與教學，雖然大大提升了訊息傳播的效率，但也產生了許多文明病，乾眼症就是其中之一。

我有乾眼症嗎？

　　乾眼症，顧名思義主要是淚液不足以滋潤我們的眼睛所造成。一般來說，雖然乾眼症對健康的短期影響不大，但長期下來可能會造成角膜、結膜病變，進而影響視力。我們可以從以下幾點觀察自己是否可能得了乾眼症。常見乾眼症的局部症狀：

- 眼睛發癢或乾澀
- 疲倦
- 有異物感、灼熱感、刺痛感

- 分泌物變多

中醫因為從整體氣血陰陽平衡的角度切入，還會參考其他症狀表現，例如：

- 面色萎黃、頭暈耳鳴
- 失眠多夢
- 口鼻乾燥
- 舌象是否偏紅與脈象表現

藉此找出淚液分泌不足的真正原因。

為什麼會乾眼症？

乾眼症是因為淚液不足以滋潤眼睛而造成的，但我們必須重視的其實是為什麼淚液會不足，如此一來，可以幫助我們更深入地了解乾眼症。

- **淚液分泌不足或不均**：分泌淚液的功能下降、飲食與藥物的影響、免疫疾病等。
- **淚液過度蒸發**：跟生活作息與結構有關，如長時間待在冷氣房、眨眼次數減少（如過度使用3C產品），或是眼

瞼閉合障礙。

若從中醫的角度來看上述兩點,可以簡單歸類為兩大方向:內因(身體機能的下降)與外因(生活環境與習慣)。這裡將先從內因的角度切入,探討淚液分泌不足的兩個更深層原因,一個是津液不足[1],無法滋養眼睛,另一個則是熱盛傷津。

津液不足

津液不足與前面所提的淚液分泌不足互相呼應,但是層面更廣。中醫認為眼睛的視物功能仰賴全身五臟六腑精氣的上注[2、3],且強調與「肝」息息相關,而非單純局部淚液分泌的問題。在這裡,我們可以把精氣視為供給眼睛的血液與其中所包含的營養成分,精氣的產生則仰賴脾胃、肝、肺等臟腑的合作無間,才能確保其源源不絕。

---

1 「津液」在中醫的觀念中,是指飲食物經過身體的消化吸收後形成的水分與營養物質,有著滋潤肌膚和空竅(例如:眼睛)等功能。廣義而言,如果津液流動於血管之中,那麼血液也是津液的一種,同理,舉凡汗、眼淚、唾液等也都是津液的範疇。
2 《靈樞・口問》:「目者,宗脈之所聚,上液之道也,……,液者,所以灌精濡空竅者也,……。」
3 《靈樞・大惑論》:「五臟六腑之精氣,皆上注於目而為之精。」
4 《素問・五臟生成》:「……故人臥,血歸於肝,肝受血而能視,足受血而能步,掌受血而能握,指受血而能攝。臥出而風吹之,血凝於膚者為痺,凝於脈者為泣,凝於足者為厥。此三者,血行而不得反其空,故為痺厥也。」

中醫裡所謂的「肝受血而能視」[4]、「久視傷血」，意思是說用眼過度會使得淚液持續供給，進而消耗血中的水與營養成分。對於年輕健康的人來說，各個臟腑的確能夠因應用眼的需求，然而當某一個臟腑罷工，這條生產線便無法適時地回應。

熱盛傷津

「熱」是中醫描述病理表現的其中一種方式，除了指我們常說的發炎，舉凡發燒、流汗過多、眼睛紅、牙齦腫痛、口渴、精神異常等也可能都算是中醫所說「熱」的範疇。

如果以乾眼症來舉例，「熱盛傷津」可能是眼睛局部發炎，消耗了體內儲存的能量與營養成分，也可能是陰分不足，導致身體處於虛性亢奮的狀態。後者同樣會增加精氣的消耗，導致無法供應眼部的需求。

「熱盛傷津」若進一步發展，將產生局部的病理產物，中醫稱為痰、瘀（代謝廢物的累積），影響淚液的生成。我們可以把淚腺想像成水龍頭，如果管線沒有阻塞，淚水就可以正常分泌，但若管線中有一些鐵鏽堆積，即使持續有水供應，流出來的水量也會因此也減少。

除了上述的內因之外，有些生活習慣（外因）也是乾眼症的幕後元凶，例如：

- 長時間配戴隱形眼鏡
- 長時間注視螢幕
- 使用除濕機，使得環境濕度太低
- 抽菸
- 飲食不均衡，缺乏維生素 A

從上述內因的兩大面向：津液不足、熱盛傷津的內涵來看，我們可以發覺中醫治療乾眼症時，更著重在藉由辨證求因的方法，從整體津液生成的角度著手，找出哪個臟腑出問題。

乾眼症，怎麼辦？

中醫在治療乾眼症上除了促進臟腑機能外，也會利用引經藥[5]協助藥物順利到達病變部位，掃除局部的「痰」跟「瘀」，恢復眼部的循環，讓我們在使用人工淚液、類固醇與手術對付乾眼症之外，還有中醫這個有效的選擇。

不過，若是短暫輕微的不舒服，中醫也有一些簡單的穴位按摩和茶飲可以緩解不適感。

5　引經藥一般解釋為「引諸藥直達病所」，利用某些藥物特殊的性味接引其他藥物療效到想要的病位。

前面有說到，眼睛的疾病與「肝」息息相關，而太衝穴就是足厥陰肝經的重要穴位之一，具有疏肝理氣的功效。氣的順利運行有助於津液的形成，可以運用於眼部疾病的治療。除了太衝穴之外，也可以搭配眼睛周圍的穴位來改善局部循環，例如膀胱經的攢竹穴、三焦經的絲竹空。

太衝穴

位置　位於足背第一、第二蹠骨的後方間隙之中。以指腹輕按，可以感覺到動脈的搏動。
按摩方法　可以用手指指節輕壓，或是用按摩棒按壓。

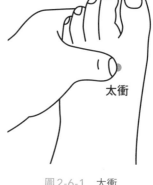

圖 2-6-1　太衝

攢竹穴

位置　眉頭凹陷處。
按摩方法　利用食指指節畫圈按摩，也可由攢竹往絲竹空的方向，沿著眉毛上緣刮過（或可用熱毛巾熱敷在眼周）。

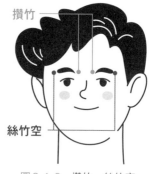

圖 2-6-2　攢竹、絲竹空

絲竹空穴

位置　眉尾凹陷處。

按摩方法　可參考攢竹穴的按摩方法。

枸杞菊花茶

配方　枸杞 (10g)、菊花 (3～5朵)，用熱水沖煮即可。茶湯喝完，枸杞也可直接食用喔！

煮法小祕訣　花類藥材的煮茶原則是不要久煮，否則反而會讓有效成分揮發減少。因此可以在其他藥材快煮好時，再把菊花加下去滾一下就可以了。

枸杞具有補肝腎、明目的功效，菊花則能平肝明目。對於時常熬夜晚睡，肝無法得到適度休息的現代人，枸杞菊花茶是個日常保養的好幫手。

　　以上的穴位和茶飲都相當簡單又好執行，希望能夠緩解大家日常生活的小困擾，如果你發覺自己長時間眼睛都很乾澀，即使休息過後也沒有太大的改善，就建議先找醫師為你診斷，協助你找出真正的病因。

最後，我們再稍微深入一點來談中醫怎麼在眼科進行辨證求因，以及為什麼中醫說眼睛的視物功能與「肝」息息相關呢？

五輪學說

想當然耳，過去的古人也有許多眼科疾病的困擾，早在《內經》就有眼睛生理、發病機轉等理論，後來從隋唐到明清時期，更是有許多中醫眼科的專書，像是《審視瑤函》等。但在沒有精密檢查儀器的過去，中醫是怎麼診斷眼部疾病的呢？這就必須提到很重要的五輪學說。

我們知道中醫以五行的概念，描述了身體各臟腑之間的互相影響（生剋關係）。相似地，古人以五輪：肉輪、血輪、氣輪、風輪、水輪（如右圖），分別用來代表眼睛結構及其周圍的五個部位，並藉此說明其中隱含內臟的生理、病理。

舉例來說，從圖中我們知道角膜、虹膜的部分在中醫裡屬於風輪，而風輪又對應到肝，當這部位產生異常，便提示可能是「肝」本身或是肝經的陰陽氣血失調。同時，中醫認為肝開竅於目，淚從目出，所以眼淚為肝之液，這些概念皆提醒中醫師，當眼淚無法滋潤眼睛，影響我們視物清

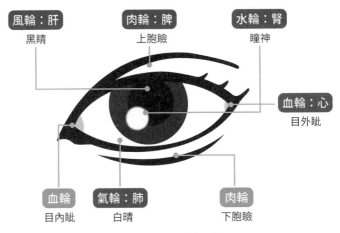

圖 2-6-3　眼與五臟對應的五輪圖

晰與否，就可從肝著手治療。

前人經驗

可以想見我們不可能在古書裡面找到乾眼症這個病名，但難道是因為古人沒有電腦可以上網追劇，所以都不會有乾眼症嗎？不是的。因為在明朝《審視瑤函》這本中醫眼科書籍中，就有「白澀症」的疾病名稱，描述有些病人眼睛不紅腫，卻覺得乾澀、目睭花花看不清楚，這跟現在所說的乾眼症有些類似。想來也不奇怪，因為即使過去沒有3C產

品，但多的是挑燭光夜戰，苦讀詩書的人呢！

　　現代的中醫在治療乾眼症與其他眼科疾病，多是參考古代典籍中相對應的症狀表現，結合中醫生理學的整體架構、現代醫學的發病機制等進行治療。一般而言，中醫因沒有手術治療，初期眼部外傷、重度眼病的後期，或短時間內會危及視力的情況，較不適合以中醫治療。但對於較穩定的情況下，例如眼睛乾癢、黃斑部積水或是慢性眼病（如：乾眼症、糖尿病視網膜病變等），中醫提供了另一種選擇。

樂咖正在對著鏡子擠痘痘

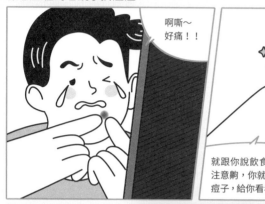

啊嘶～
好痛！！

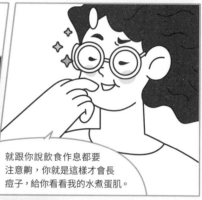

就跟你說飲食作息都要
注意駒，你就是這樣才會長
痘子，給你看看我的水煮蛋肌。

你看看你自己現在
正在吃什麼！

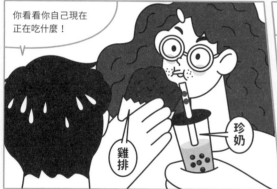

雞排

珍奶

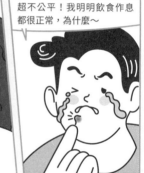

超不公平！我明明飲食作息
都很正常，為什麼～

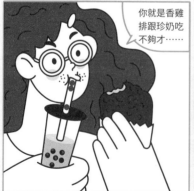

你就是香雞
排跟珍奶吃
不夠才……

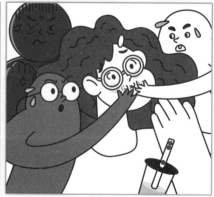

準備大顯身手，戰痘！

為什麼我滿臉痘花？

許多人從青春期開始就有痘痘困擾，就算青春期過去，青春痘可能還是不打算放過你，甚至在你臉上留下一輩子難以抹滅的疤痕。長久下來除了會打擊自信心，也讓人擔心在社交場合給人不好的第一印象。

在先前網友投稿的困擾中，就有許多人告訴所長：「我已經吃得很清淡也很早睡了，為什麼痘痘完全沒變好？」我懂這種束手無策的難受，但這個時候更不能自亂陣腳，而是需要醫師跟你一起找出關鍵原因。除了西醫外，中醫在治療青春痘上也有獨特的治療邏輯和不錯的效果，從正確判斷體質差異下手，再選擇適合的藥物治療，就可以由內而外改變易出油、冒痘的惱人問題。

痘痘會說話

不管針對什麼疾病，中醫都會廣泛蒐集患者的資訊，從

飲食、排便、生活起居、職業等，從中了解患者的體質以及影響其體質的外在因素。治療痘痘時當然也不例外，藉由觀察痘痘的型態和生長部位，再搭配病人主訴的其他身體狀態等線索，中醫師能判斷病人體質是屬於實證還是虛證，進而對症下藥。如果你也想聽懂痘痘到底透漏了哪些身體祕密，就跟著所長繼續看下去吧！

實證型痘痘

如果痘痘發紅、腫脹、疼痛或是可以看見膿頭，通常就表示臟腑有熱，屬於實證型的痘痘。中醫師通常也會更進一步，依照病人的其他症狀將體質細分成：

- **肺經鬱熱**：口鼻乾燥、大便乾燥，常可在鼻子上看到白白的粉刺。
- **腸胃積熱**：患者常有口臭、牙齦紅腫痛、時常便祕、脾氣大。
- **血熱**：這類型的人情緒激動時，常會面部潮紅，月經前可能會出疹子。
- **毒熱**：會出現較大的丘疹，腫痛且頂端有膿，痘痘會此起彼落地消長，還會留下明顯的疤痕。
- **濕毒血瘀**：這類型的患者除了痘痘，還會出現皮下結

節或囊腫，面部出油量大。

虛證型痘痘

先天體質或是後天生活習性都有可能造成虛證，和實證相反的是，這類痘痘通常是看不見膿頭、甚至沒有發紅的閉鎖型粉刺，卻長期非法居留在皮膚上。

有些青少年因為肝陰不足、衝任不調（可以解釋成生殖系統的運作混亂），導致皮脂腺分泌異常旺盛而大長痘痘。治療這類青春痘的時候，中醫師會整體評估患者的氣血，例如使用溫藥，讓長久不見動靜變化的內包痘痘發出，如此一來，痘痘就可以趕快離開，是比較大破大立的作風。

除此之外，對於許多女性月經來潮前常冒出「生理痘」，可觀察是否容易有色素沉澱的情況，若有，可能是中醫所說的「肝腎不足」，此時除了可以用內服藥調理肝腎，也可以使用外敷的藥粉淡化色素沉澱。

看痘痘位置知臟腑關係

▪ **額頭：**
額頭部位長痘子，代表「心」出了問題。中醫常說「心主神明」，心主宰了我們思想，所以當人處在壓力大、

胡思亂想的狀態下，就有可能會在額頭處長滿痘痘。

- **鼻子：**

鼻子代表「脾胃」，經常在鼻子處長出紅腫痘子的人，可能要檢視自己日常的飲食是不是過度烹調或太油膩，也要注意自己脾胃的消化狀況。

- **下巴：**

下巴長痘代表「腎」，也就是生殖系統的運作出了問題，所以常可以見到生理痘出現在下巴的位置，且容易反覆發作。

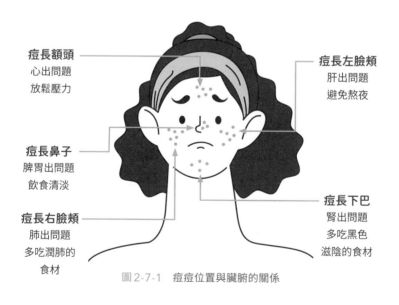

圖 2-7-1　痘痘位置與臟腑的關係

- **左臉：**

  左臉代表「肝」，常在左臉頰長痘的人可能要調整作息，避免熬夜，替工作或學業上的壓力找到抒發的管道，調整好睡眠就會有很大的改善。

- **右臉：**

  這部位代表「肺」，中醫有許多可以滋陰養肺的治療方針，像是麥冬和百合，不僅是好吃的日常食材，也有潤肺的效果。當然，要找合格的中醫師諮詢才能更針對自身體質直接調整喲！

　　看到這裡，你應該可以了解情緒、壓力、飲食、睡眠等因素都會導致痘痘生成，或是影響痘痘肌好轉的進度。但如果在調整作息和飲食後都沒有明顯改善，那就應該尋求醫師的幫忙，對於狀況嚴重且因此留下痘疤的人，所長會建議也同時配合西醫的其他療程（果酸、雷射等），如此一來，可以標本兼治，幫助你朝水煮蛋肌的目標加速邁進。

滿臉痘，怎麼辦？

宮廷的保養祕方——七白散

組成	白朮、白芷、白芨、白蘞、白芍、白茯苓、白殭蠶。
用法	以上粉末以等比例混合，加水調勻，敷在臉上等待十五分鐘後，手沾溼輕揉搓洗乾淨即可（濕料建議一次用完）。

　　七白散據傳是宮廷裡的 SK II、嬪妃們的終極保養祕密武器。不瞞大家說，所長第一次看到這個配方時，心想：「該不會只是因為這些藥材的名字裡都有一個『白』字，所以古人覺得混在一起用就可以讓皮膚變白吧？到底有沒有效果啊……」但其實七白散裡面有多味藥物都有相關研究證實對皮膚有消炎、抗菌的效果，其中白芨對於傷口的復原有很好的療效。[1]

　　比起市面上琳瑯滿目的商品，七白散可能在包裝和賣相上不夠吸引人，價格卻相對低廉，有興趣的大家不妨去中藥房或中醫診所詢問看看。不過還是要提醒一下，把藥物拿來外敷，比起內服雖然相對安全，使用前還是要先塗在手臂內側，等待數分鐘確定沒有過敏現象再敷臉，同時也

1　賴東淵（Tung-Yuan Lai）；陳怡廷（Yi-Ting Chen）；陳悅生（Yueh-Sheng Chen）；林景彬（Jing-Pin Lin）；蔡企川（Chin-Chuan Tsai）；陳德勛（Ter-Hsin Chen）；江烈欽（Leih-Chin Chiang），中藥白芨對皮膚傷口癒合之研究，臺灣中醫醫學雜，2002。

要避開有開放性傷口的部位喔！

⌛ 所長講堂

除了以上提到的種種致痘因素外，《內經》〈素問·生氣通天論〉還提過一個滿有趣的說法：「汗出見濕，乃生痤痱（……）勞汗當風，寒薄為皶，鬱乃痤。」

前面那句話的意思是說，身體流汗時，如果立刻使用冷水沐浴，就會長出痤瘡。下一句的意思是，在勞動過後大汗淋漓的情況下（中醫認為此時是「腠理[2]開泄」），如果吹到風或者受寒，風寒就會從皮膚乘虛而入，影響到氣血的流動，起初會生成粉刺，如果鬱積在皮膚內久了，就會變成更大的痤瘡。但如果你覺得受到風寒就會長痘這個說法很難讓人接受的話，也可以想成溫度較低的水除了會降低皮膚的微循環，也較難將在外面奔波一天產生的油汙洗淨，如此一來，長痘痘的機率就相對提高了許多。但是也不要因此使用溫度過高的水洗臉喲！溫度太高的水會帶走過多油脂，反而會令臉部肌膚乾燥。在大汗淋漓後先將汗水擦乾，等稍微降溫後再用攝氏25～30度（不會覺得太冰或太燙的水溫）的水洗臉，會是最好的方式。

---

2 腠理：指皮膚與肌肉的紋理。

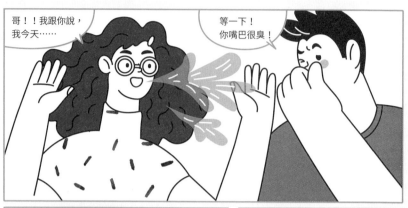

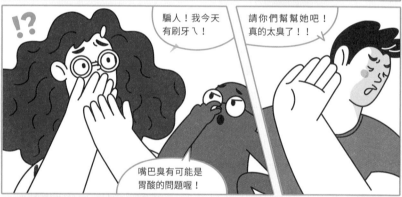

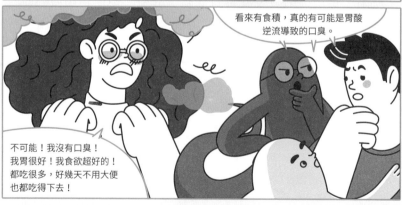

喝咖啡，吃甜食，
又讓你……

火燒心找上你了嗎？

胃食道逆流俗稱「火燒心」，你可能也聽過一些老一輩的人叫它「溢赤酸」，是胃酸經食道逆流而上到咽喉，引起喉嚨甚至胸口有灼熱感、刺痛感的症狀。在中醫裡，胃食道逆流被稱為「泛酸」、「吞酸」，明朝醫書《醫林繩墨》中提到的「吞酸者，胃口酸水攻激于上，以致咽溢之間，不及吐出而咽下，酸味刺心，有若吞酸之狀也。」指的就是胃酸上到咽喉，感覺像火燒心的情況。

雖然叫做胃食道逆流，但它的症狀可不只局限在食道喔！因為胃酸會刺激流經的部位，所以也可能看到慢性咳嗽、氣喘、喉炎以及牙齒腐蝕等其他症狀。此外，像是鼻竇炎、慢性中耳炎，甚至是失眠都有可能是胃食道逆流在作怪，也因為胃食道逆流的症狀不一定非常典型或明顯，導致我們很容易在它已造成我們生活困擾時卻依舊忽略它。那麼，到底要怎麼判斷自己可能胃食道逆流了呢？你可以觀察自

己有沒有符合以下兩點。

- 胸口有燒灼感（這感覺可能從胃往上延伸到喉嚨）。
- 症狀發作的時間在吃完東西後或是躺下來的時候。

臨床上除了評估症狀外，醫師也會藉由胃鏡來排除其他問題，並用抑制胃酸分泌的藥物、食道壓力測定等方式來幫助鑑別。

中醫如何解釋胃食道逆流的原因？

很多人以為胃食道逆流是胃酸分泌太多造成的，但其實也有不少情況是因為下食道與胃的交接處——賁門括約肌——的張力下降，或是腸道蠕動功能下降導致胃無法將胃酸與食物向下排空。從中醫觀點來看，「胃以通降為合」說的是胃的自然作用應該是往下。這不難理解，因為我們吃下的東西本來就會沿著食道、胃、小腸、大腸往下降，最後排出身體。但如果「胃失和降」，便會產生氣逆，像是嘔吐或胃酸逆流都是氣逆的表現。

肝氣犯胃

至於為什麼會「胃失和降」呢？讓我們先來聊聊「肝氣犯胃」。說到消化功能，中醫很重視肝與脾胃之間的關係，我們可以從壓力、自主神經與食欲、消化之間的影響來理解。《諸病源候論》中提到，胃食道逆流是因為「上焦停痰」、「脾胃宿冷」[1]，也就是說，平時消化功能比較差的人，本來就容易因為胃腸蠕動不好而脹氣，如果又加上壓力大，就容易使得胃酸逆流。

我們都有壓力大的時候，就像如果那天要考試或上臺簡報，你可能一整天都不會覺得餓，甚至吃不下東西。不過這種壓力相對容易發覺，需要特別注意的反而是潛藏的壓力，因為容易被忽略，所以當隱性的壓力影響到健康而終於被發現時，往往都已經累積很久了。所以大家要試著在忙碌的生活中找到喘息空間，適時檢視自己身體和情緒的感受真的非常重要。

飲食積滯

胃食道逆流和飲食習慣也有很大的關係，如果平常習慣

---

1 《諸病源候論》：「噫酸者，由上焦有停痰，脾胃有宿冷，故不能消穀，穀不消則脹滿而氣逆，所以好噫而吞酸，氣息酸臭。」

吃飯吃很快、很飽，或者偏愛刺激性的食物，像是辣的、炸物、甜食等，都容易造成腸胃的負擔，時間一久，消化功能便會減弱。當吃下去的食物無法再被身體好好消化，就會變成未消化完的糟粕停留在胃腸，形成中醫所說的「食積」。如果是食積造成的胃酸逆流，中醫師還能透過其他身體表現，像是便祕、大便酸臭、舌頭上有白白厚厚的舌苔，再配合脈象等進一步診斷確認。

寒濕內阻

如果胃食道逆流是屬於寒濕內阻，患者可能平常就消化功能不太好，食欲也比較差。如果有脾胃偏寒的體質，病人很容易因為吃東西稍不克制就腹痛。我們可以把這裡所說的「脾胃偏寒」看成消化功能的下降。中醫認為食物與水的消化都需要脾胃的運化與腎的蒸騰來完成，如果脾胃偏寒，就容易產生多餘的水，也就是「濕」，因此可能表現出腹瀉、大便上不乾淨的症狀，或者是在胸腹有悶悶的感覺。

在消化功能長期較差的人身上，也常見到肌肉乏力的症狀。我們在前面提過，胃食道逆流的部分原因是賁門張力變弱，無法阻擋胃酸逆流造成的，若從中醫觀點來看，這也可從「脾主肌肉」的概念切入治療，例如可以使用一些補脾氣的藥材來改善肌肉無力的狀況。

胃食道逆流，該怎麼辦？

既然瞭解胃食道逆流與飲食習慣有很大的關聯，我們就可以先藉由避免一些NG的飲食或生活習慣，避免症狀加重。

- 肥胖是胃食道逆流的危險因子，所以今天起就把減重加入你的年度計畫裡，別再找藉口！
- 少吃含有咖啡因的食物，避免括約肌過度放鬆，像是巧克力，當然也就別再把咖啡和濃茶當水喝啦！
- 還有，你手上的香菸，丟掉它！

除了從飲食和生活習慣著手，你也可以透過穴道按摩適度緩解症狀。當然，這一些都只能當作輔助，如果有胃食道逆流的問題，建議還是先找醫師診斷治療比較好喔！

中脘穴

介紹 這個穴位屬於任脈，具有調理脾胃、助消化的作用。

位置 位在腹部正中線上，肚臍往上4寸（約6指幅寬）的凹陷處。

按摩方法 可以用手指指節輕壓，或是用按摩棒按壓，不舒服時再按壓2～3分鐘就可以囉！

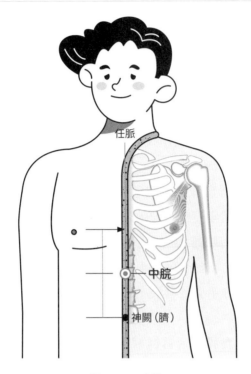

圖2-8-1　中脘

耳穴——賁門

介紹　這個穴位屬於耳穴之一，對應於賁門括約肌。

位置　位於耳洞上方水平軟骨（耳輪腳）末端的下緣，位置請
參考本章最後一頁圖2-8-2。

按摩方法　可以用手指指節輕壓，或是用按摩棒按壓，平時
或不舒服時皆可按壓2〜3鐘，多按無妨。

⏳ 所長講堂

　　我們在前面說過，胃食道逆流的原因不僅是胃酸分泌的問題，也可能是賁門張力造成的。接下來所長要帶你比較中西藥的療效與神奇的「耳穴」，讓你更了解中醫還有哪些優勢能更全面地解決惱人的胃食道逆流！

中西藥大比拼

　　中國醫藥大學附設醫院曾為了比較中藥吳茱萸湯與西藥Omeprazole在治療胃食道逆流上的效果，曾經找來90位患者做了隨機對照研究。[2]實驗將病人分成兩組，給予控制組西藥Omeprazole與吳茱萸湯安慰劑，治療組則給予吳茱萸湯與西藥Omeprazole安慰劑。結果發現，兩種藥物治療胃食道逆流的效果相似，但吳茱萸湯的療效維持時間比較長。[3]

　　這個結果讓我們不得不佩服古人的經驗與細微的觀察力。

2　Shih YS, Tsai CH, Li TC, et al. Effect of wu chu yu tang on gastroesophageal reflux disease: randomized, double-blind, placebo-controlled trial. Phytomedicine. 2019;56: 118-125.

3　在服藥四週後進行RDQ問卷評估時，控制組和治療組的效果沒有顯著差異，但在服藥後第八週再次進行評估時，治療組的RDQ分數仍維持在較低的水平（分數愈低代表患者症狀表現愈輕微）。

古時雖然沒有「胃食道逆流」這個名稱，也不知道身體裡有會導致胃酸分泌過量的「質子幫浦」（它能讓將氫離子由細胞內打入胃腔中，是產生胃酸的關鍵步驟），卻能在治療上有這麼好的效果。但要注意的是，可不是每個人都適用吳茱萸湯喲！過去的醫家已經在《醫方集解》裡提醒我們：「治陽明證食穀欲嘔，若得湯反劇者，則屬上焦。」這裡的湯指的就是吳茱萸湯，所以大家可別看到這裡就自己去抓藥呀，專業的判斷還是交給中醫師吧！

有趣的耳穴

不曉得大家有沒有看過有些人會在耳朵上貼幾顆圓形、黑色的中藥材 —— 王不留行種子 —— 來減重呢？事實上，這就是耳穴的應用之一！但耳穴是什麼？除了減重，還可以應用在哪些地方呢？

「耳穴」這個概念當時是由一位法國醫師保羅・諾吉爾（Paul Nogier）提出來的，「耳朵看起來就像一個頭朝下倒置的胎兒」諾吉爾這麼說道。我們可以把耳朵的每一個小分區看作是身體某一個部位與臟腑的對應，這就是反射區的概念。[4] 如果刺激特定的位置，例如透過貼王不留行種子來刺激，就能促進體內臟器的自我調節。在國外，耳穴的應用已經行之有年，並且廣泛應用在輔助治療藥物、酒精、香

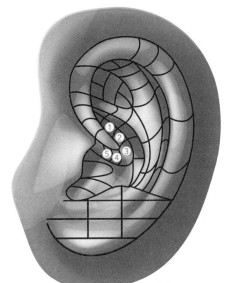

1. 大腸
2. 小腸
3. 胃
4. 食道
5. 賁門

圖 2-8-2 賁門及其他反射區

菸成癮上，而所長先前提到的賁門穴也是耳穴的另外一種
應用。雖然一般人在按壓耳穴的時候，會覺得它比其他穴
道更難定位，但只要仔細看看前面的耳穴圖，其實就會發
現耳輪腳這個位置對應了整個消化功能，所以大家在操作
上可以不用太拘泥，只要照著圖上標示處按壓就會有效果。

---

4 Nogier R. Introduction into Auricular Medicine. Karl F. Haug Publisher;
   Heidelberg, Germany: 1994.

半夜一點，樂咖在床上翻來覆去了一個小時

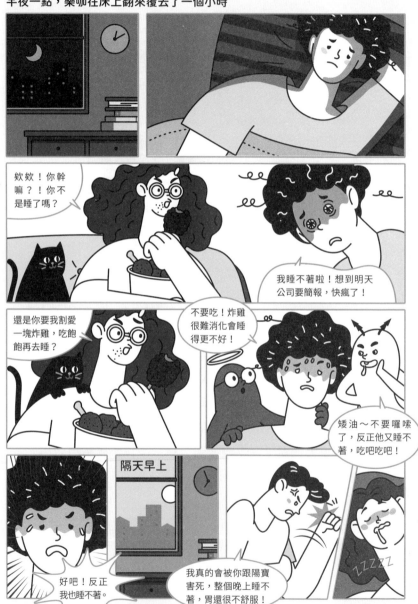

失眠找上門

我真的失眠了嗎？

　　你覺得你的睡眠品質如何呢？良好的睡眠習慣對於身體健康的影響很大，所以如果你有失眠的問題，的確值得好好重視並解決它。在這篇中，所長要來跟大家聊聊中醫怎麼看待失眠，也會告訴你服中藥的小祕訣，讓你不再眾人皆「睡」我獨醒！

　　首先，讓我們得先對失眠下個定義。看看這則《醫學衷中參西錄》裡的醫案，你覺得這位主人翁失眠了嗎？

　　表兄趙××之妻，年近三旬，得不寐證，兼心中恆驚悸。證候：初苦不寐時，不過數日偶然，其過半夜猶能睡，繼則常常如此，又繼則徹夜不寐。一連七八日困頓已極，仿佛若睡，陡覺心中怦怦而動，即驀然驚醒，醒後心猶怔忡，移時始定。

　　如果整理一下，就可以發現這篇醫案紀錄中患者的症狀

包括一週發生三次以上、症狀有持續性、容易醒來、醒後
依然疲累等。由此也可以看得出，過去醫家對患者的觀察
紀錄相當詳細，讓我們得以與現代醫學對失眠的定義做比
較，進一步發現兩者竟然不謀而合。以現在的醫學定義來
看，廣義上的失眠是指無法獲得適量睡眠的障礙，可能是
來覆去難以入睡，也可能是睡得不安穩容易醒來，容易做
夢，又或者是即使睡了很久但還是覺得很累。[1]除此之外，
判定失眠時也必須先排除偶發性的狀況，醫學定義的失眠
須符合一週發生三次以上並持續一個月以內（急性失眠），或
者持續三個月以上（慢性失眠），所以如果只是偶爾因為情緒
刺激、環境轉變而睡不好，其實不用太過擔心。

為什麼會失眠？

　　造成失眠的原因非常多，從西醫的角度可以粗略地將失
眠分成找不到原因的原發性失眠，與有原因可循的次發性
失眠，例如憂鬱、氣喘、頻尿、疼痛、藥物等因素。而中
醫認為，失眠多跟心、肝、腎及胃等臟腑有關，從症狀表

---

1 Daytime and nighttime symptoms of insomnia. https://www.dynamed.
com/condition/insomnia-in-adults

現來分型又有多種分類，相當複雜。但我們可像《景岳全書·不寐》一樣，先將失眠的眾多原因歸納為實證的「邪擾」與虛證的「營氣不足」。[2]

邪擾

指臟腑機能表現亢進或是病理產物的產生，影響到心神而導致失眠，如痰熱擾心[3]、心火亢盛[4]等證型都屬於邪擾的範疇。如果患者的失眠偏向實證，則症狀表現多為不容易入睡。

營氣不足

這裡所指的營氣包含陰虛、血虛、氣虛，也就是體內儲存的能量與營養成分不足。若從層次更高一點的陰陽二分法來看，又都可以歸屬於「陰」。本書前面提過，中醫裡的

---

2 《景岳全書·不寐》：「不寐雖病有不一，然惟知邪正二字則盡之矣。蓋寐本乎陰，神其主也，神安則寐，神不安則不寐。其所以不安者，一由邪之擾，一由營氣不足耳。有邪者多實證，無邪者皆虛證。」

3 痰熱擾心：指患者有睡臥不寧，多夢易醒，心煩，胸悶多痰，惡心欲嘔，口苦，舌紅苔黃膩，脈滑數的表現。一般而言，痰的生成多與脾胃功能下降有關。

4 心火亢盛：指患者有失眠多夢，胸中煩熱，心悸，面赤口苦，口舌生瘡，小便短赤疼痛，舌尖紅，脈數有力的表現。

陰陽除了互相依賴、轉化外，也會互相制約，因此當陰不足以制約陽時，身體便會處於不平穩的狀態，導致心神不安而失眠。偏屬虛證的失眠，症狀表現有多夢、易醒、一整天都感覺身體相當疲倦、懶懶地不想說話等。

心神就像是住在房屋裡的我們。在月明星稀、一切安好時，不論是誰都能睡得香甜。但若遭遇颱風天，屋外的狂風（外來邪擾）把門窗吹得嘎吱作響，這才突然想起家中物資忘記補充（營氣不足），這樣又有誰能安心入睡呢？

失眠，怎麼辦？

在失眠的治療上，中醫仍以找出失眠的主因為優先。例如疼痛導致的失眠就不會以安神藥來治療，而是試圖解決疼痛的根源。如果真的找不到原因（原發性失眠），中醫師則可以臟腑辨證（如前述的邪擾、營氣不足）等角度來著手。如果你長期受失眠所苦或是發覺安眠藥似乎愈來愈沒有效果，所長建議你直接找中醫師診治，並保持耐心跟醫師配合。不過，如果可以在正規治療之外搭配按摩一些簡單好用的穴位，也可以輔助醫師的用藥，幫助你有個好眠。

安眠穴

介紹 具有鎮靜安神的作用。

位置 位在耳垂後隆起處（乳突）的後方凹陷。

按摩方法 隨時皆可按摩，可以用手指指節輕壓，或是用按摩棒按壓。

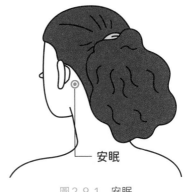

圖2-9-1 安眠

神門穴

介紹 具有寧心安神的作用。

位置 位在手腕橫紋上，小指側的掌根內側。

按摩方法 可以用手指指節輕壓，或是用按摩棒按壓。

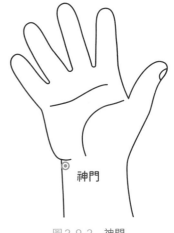

圖2-9-2 神門

　　除了常常按摩上面的兩個穴道之外，日常的生活習慣也需要注意，例如睡前避免喝濃茶，也不要吃太飽（中醫說胃不合則臥不安）。另外，適量的運動雖然對我們的健康有益，然而睡前應該避免高強度

運動，或以瑜伽等較緩和的運動代替。學習調整呼吸也有助於安定我們的自主神經。

⏳ 所長講堂

在知道失眠的定義與失眠的原因後，你有想過醫師開的處方要怎麼服用嗎？有沒有什麼方式可以讓藥效更明顯呢？

維持安眠藥效，中醫有妙招！

治療失眠時，為了讓藥物能在漫漫長夜中都能發揮藥效，過去有中醫提出了午休、睡前服用處方的方式。宋朝許叔微在《普濟本事方・卷一》中說道：「真珠丸，治肝經陰虛，內受風邪，臥則魂散而不守，狀若驚悸……上為細末，煉蜜為丸，如梧子大，辰砂為衣。每服四五十丸，金銀薄荷湯下，日午夜臥服。」由此可見，古人就已經發現在中午和睡前服用藥物，使休息時的血中藥物濃度達到一定程度，更能達到夜晚長時間安神的效果（不過，並非所有治療失眠的藥都是這樣的服用方法，仍須以醫師指示為主）。

除了更動服用時間可以維持藥效之外，不同的劑型也會影響到藥效作用的快慢。在中藥這麼多種劑型當中，水藥

的藥效來得快，去得也快，適合用來治療需要快速緩解的病症，然而治療失眠時往往會希望藥效能慢慢釋放，因此比較常能見到丸劑的劑型。

晚上吃宵夜，失眠跟著來

中醫很早就注意到消化功能與失眠的關係，有「胃不合則臥不安」的說法。有趣的是，現代研究也發現腸躁症與憂鬱症、失眠間的關聯。《張氏醫通》中提到：「脈數滑有力不眠者，中有宿滯痰火，此為胃不和，則臥不安也，心下硬悶，屬宿滯，半夏、白朮、茯苓、川連、枳實。」這表明如果我們飲食不節制（像樂咖一樣），在錯誤的時間進食（睡前兩小時內進食就會大大影響到睡眠品質），久而久之便會使導致腸胃消化功能下降，如此一來則易生痰濕、痰飲，身體為了處理這些有害的物質無法好好休息，也就使我們睡不好了。

臨床上也常見患者主訴晚上一躺下去就覺得喉嚨有痰，或是有胃食道逆流的感覺，這些都提醒我們應該平時就多多注意飲食習慣。在忙碌工作後的夜晚偶爾用美食慰勞一下自己當然可以，但如果常常這樣，甚至養成吃宵夜的習慣，可是會睡得更差，同時影響到隔天的精神狀況喔！

最近不開心？
中醫有辦法！

在前面〈中醫的疾病觀〉這章中，我們看到中醫對於情緒和身體間的相互影響一直相當重視——如果臟腑出現問題，可能會影響情緒，另一方面，不好的情緒也會影響臟腑。而在這個章節中，我們要更進一步分享中醫怎麼看待憂鬱，以及告訴大家如何用中醫的角度幫助我們揮別壞心情。

心情不好也可以看中醫？

心情不好是個很廣泛的通稱，因此中醫還會合併考慮病人是否還有其他生理問題，綜合判斷是哪一種證型導致的憂鬱。可能導致憂鬱的證型包括：

- **肝氣鬱結**：這類型的人除了情緒不佳，還會有易怒、頭痛和失眠的狀況。針對此種證型，中醫常會使用含有疏肝解鬱的方劑，例如柴胡疏肝湯。

- **心脾兩虛**：除了情緒低落，病人還可能有夜間不能安眠、精神不佳的症狀，這時中醫可以使用健脾養心的方劑，例如歸脾湯、甘麥大棗湯對證治療。

- **腎精虧虛**：有些人因為先天體質衰弱或是產後氣血大量流失而出現此證型。這些人容易有悲傷、遲緩怕冷、健忘或是腰痠等問題，在治療上會採用補腎的方式，例如六味地黃丸就是很常見的用藥。

- **肺氣虛**：肺氣虛的人說話常表現得有氣無力，因為肺氣總是過於虛弱，沒辦法在體內暢通，久了會讓人覺得心口悶，就算沒什麼壞事發生也很難開懷大笑。這時，中醫會採用補益肺氣的方式調理。順帶一提，《紅樓夢》中林黛玉的多愁善感眾所周知，身體虛弱的她時常有失眠和咳嗽的問題，這些表現也很像是肺氣虛的症狀。

中醫怎麼治療不開心？

情緒異常不只會影響到臟腑，還可能波及食欲及睡眠，如果沒有早點介入治療，就有可能造成營養失調或是睡眠

嚴重不足，讓病情陷入惡性循環。不過，如果能在看診前先掌握幾項生活習慣的大原則，不僅可能可以改善情緒，也可以讓後續治療的效果事半功倍。

舒緩情緒的生活小撇步

對保持情緒平穩來說，健康的生活習慣是最基本也最重要的（雖然可能也最難做到），所以在分享其他保健方法之前，所長想先提醒大家三個好情緒的大原則：

- **保持規律的作息**
  規律的作息可以維持臟腑的正常運作；相反地，如果你的作息常常日夜顛倒，或是為了彌補白天上班的辛勞而時常報復性熬夜，讓身體在該休息的時間過度亢奮，長期下來，臟腑的功能就可能受到影響，進而影響情緒。
- **養成適度運動的習慣**
  除了可以讓睡眠品質更好，中醫也認為適度的運動有提振陽氣的效果，可以改善憂鬱的情況。然而，缺乏運動是現代人的通病，所以還沒有運動習慣的人，可以先從比較簡單的運動著手，像是飯後散步或瑜伽。
- **偶爾曬太陽**

很多東方女性因為害怕皮膚變黑而不喜歡曬太陽，但適度地曬太陽不但可以幫助皮膚合成維他命 D，維持健康，也符合中醫所說的養生之道「必待日光」（等到太陽出來了，便可開始一日的活動）。如果真的很怕曬黑，可以試著只曬頭頂和背部，這兩個部位恰好位在膀胱經的循行路線上，布滿許多和五臟六腑相關的穴位，一舉多得。

近年來有不少研究指出，在醫師的監督下用針刺入特定穴位疏通經脈，對於安定情緒及舒眠的效果既顯著也安全。但如果是日常保養，你不妨可以試試按摩以下幾個穴位，幫助你維持好心情。

神庭穴

位置 位於眉心往上，髮際線後約半個手指寬的地方。

按摩方式 可以在梳頭髮時，在這個部位停留加壓（用有氣囊的按摩梳比較好），操作時也不必拘泥於只按摩神庭，因為頭皮上有許多穴位都可以一起按。如果沒有按摩梳，也可以在洗頭髮時用手指按摩。

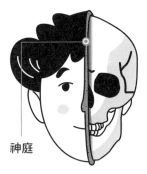

神庭

圖 2-10-1　神庭

耳神門穴

位置　位在耳廓裡，由上往下的第
一個凹窩處。

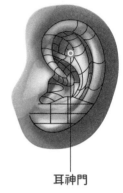

耳神門

圖 2-10-2　耳神門

　此外，我們在〈失眠找上門〉
中介紹的神門穴，以及〈目睭花
花，皰仔看做菜瓜〉中介紹的太
衝穴，也都有舒緩情緒的效果。
以上穴位可以隨時按摩，以按壓
10秒、放鬆3秒為一個循環，按摩2～3分鐘。

舒心漢方飲

材料及做法　合歡皮、柏子仁、酸棗仁、玫瑰花各取3～5
　　　　　　　克，用熱水沖泡後即可飲用。

作用　合歡皮可以降肝氣，柏子仁可以養心安神，酸棗仁幫
　　　　助睡眠，玫瑰花有疏肝解鬱的效果。這款茶飲適合在
　　　　睡前1～2小時沖泡飲用，但是孕婦則不建議使用，
　　　　最保險的做法是在購買藥材前詢問中醫師，以便了解
　　　　自身狀況是否適合。

在閱讀這一章之前，相信有許多人並不知道原來中醫也能改善心情憂鬱，事實上，也有不少患者透過中醫療法，降低對原先使用的精神科藥物的依賴性。中醫的治療之所以能觸及到心理層面，是因為中醫觀念講求「整體」，又講究「內外相應」，所以能透過剖析臟腑的失衡狀態治療情緒方面的問題。所長在書寫這一篇時，除了希望讓大家了解中醫治療的更多可能性之外，也想提醒大家，即使我們的生活中經常處於高壓狀態，但我們還是應該學習以正確的方式善待身心。

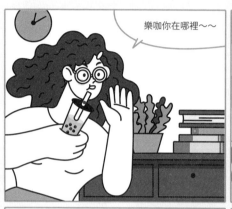

樂咖你在哪裡～～

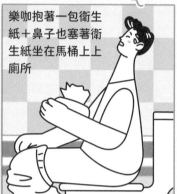

哈～～～～

樂咖抱著一包衛生紙＋鼻子也塞著衛生紙坐在馬桶上上廁所

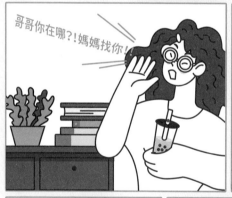

哥哥你在哪?!媽媽找你!

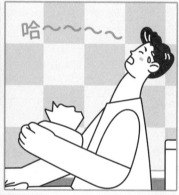

哈～～～～～

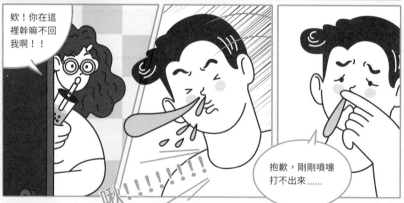

欸！你在這裡幹嘛不回我啊！！

啾！！！！！！！！！

抱歉，剛剛噴嚏打不出來......

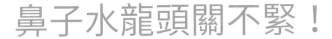

鼻子水龍頭關不緊！

　　你也經常起床就打噴嚏、鼻水流不停嗎？其實你一點也不孤單，所長以前每到冬天也是一個衛生紙不離手的過敏兒，常常一邊準備上學，一邊打噴嚏、擤鼻涕。雖然鼻子過敏看似不是什麼嚴重的疾病，卻會為生活帶來許多不便，甚至讓我讀書時的專注力下降（這真的不是藉口！）。根據過去一項對學童的過敏性疾病調查，大臺北地區竟然有將近百分之五十的學童有過敏性鼻炎的困擾！[1] 既然有這麼多人都跟所長一樣有鼻過敏的問題，就讓我們在這個篇章用中醫的角度看看過敏性鼻炎吧！

我有過敏性鼻炎嗎？

　　一般人應該都對過敏性鼻炎的症狀不陌生，最顯而易見的像是流清涕、鼻塞、打噴嚏和咳嗽等，病人也常會有揉鼻子的動作。此外，患者常會受到睡眠品質差、頭暈、無法專心、黑眼圈等困擾所苦，加上因為鼻子呼吸不順，所

---

[1] 引自臺灣兒童過敏氣喘免疫及風濕病醫學會─兒童過敏性鼻炎診療指引。

以漸漸習慣用嘴巴呼吸。然而，從口腔進吸入的空氣因為沒有經過鼻腔的過濾或加溫加濕，容易引起喉嚨乾癢或感染。所以雖然鼻過敏看似是小病，但也不可以太輕忽！

中醫怎麼看過敏性鼻炎？

鼻過敏不是現代人專屬的疾病，事實上在中醫古籍中，我們就能看到古人用「鼻鼽（ㄑㄧㄡˊ）」來描述和過敏性鼻炎症狀很相似的疾病。但什麼是「鼽」呢？古書裡說「若其為病則窒塞者，謂之鼽」、「鼽者，鼻出清涕也」，而這剛好與我們前面提到的鼻過敏症狀不謀而合。

如果再進一步翻閱中醫古籍，就會發現過敏性鼻炎主要與肺、脾、腎三個臟腑有關，而且主要是這三個臟腑的機能下降所導致，也就是氣虛。從第一部的篇章中我們知道，肺與衛氣（人體對抗外界病原體的能力）有關，當肺氣虛，抵抗力下降之後，我們的身體就會比較容易受到外邪（如風寒）的侵擾。不過，衛氣的產生也不全是由肺獨挑大梁，還需要脾的幫忙，將吃下肚的食物轉化為可供身體使用的物質與能量，才能讓你我有源源不絕的抵抗力。所以，如果過敏性鼻炎的病人有脾氣虛的情形，除了會表現典型的鼻塞、流清涕等症狀之外，也容易合併消化不良的狀況，像是食欲不佳、吃得少、容易腹脹等。

另一個與過敏性鼻炎相關的重要臟腑是「腎」。中醫認為，腎氣是身體先天的能量來源，因此有「腎為氣之根」的說法，也就是人體氣的推動都需要仰賴腎氣的協助；同時，負責抵禦外邪的衛氣，也有一部分源自於先天得來的腎氣。所以如果先天的腎氣不足，便會連帶影響到衛氣。病人的過敏性鼻炎若是合併腎氣虛，則可能合併表現手腳冰冷、腰痠、半夜想上廁所或是小便顏色很淡等症狀。

不過，臨床上的情況當然又複雜多了。《景岳全書》裡就有提到，除了外感風寒之外，內熱（簡單來說，可以理解為發炎）也有可能導致鼻病。我們從其他古籍以及中醫生理學的概念甚至可以看到，前面所提到的氣虛如果持續惡化，也會有氣鬱，甚至鬱久化熱的情形，這時在治療上就必須改變方向，考慮使用清熱瀉火的藥材了。

鼻塞好不舒服，怎麼辦？

深受過敏性鼻炎困擾的讀者，應該都知道如果要減輕過敏症狀，就要盡量避開過敏原，如果無法避免，也要勤於清潔，像是臥室裡的被單、枕頭套，或是絨毛玩具等。但除了以上這些預防措施之外，中醫還有什麼方法可以改善鼻子過敏不舒服的感覺呢？

辛夷

在你因為過敏性鼻炎或感冒而去找中醫師看診時,「辛夷」這味中藥可能就會出現在你的處方箋上。它是一種木蘭科植物的乾燥花蕾,藥材特性屬辛、溫,歸肺、胃經,具有發散風寒、宣通鼻竅的效果,是治療鼻塞時相當好用的藥材,但前提是你的鼻塞是屬於因風寒引起的。曾經有許多研究評估了辛夷散對於過敏性鼻炎的療效[2],結果發現辛夷散不但能夠調節免疫反應,也確實能改善鼻塞的症狀。不過,如果你的病情比較複雜,例如像前面所說,已經有化熱的情形,則需要再加入菊花、連翹等,治療效果才會比較好。

順道一提,上述說的辛夷散是來自於清朝《醫方集解》中的方劑,成分除了辛夷之外,還有防風、白芷、細辛、藁本、升麻、川芎、木通和甘草,能驅風散熱、通竅,常用於治療感冒、鼻竇炎和過敏性鼻炎等。

2　Yang SH, Yu CL, Chen YL, Chiao SL, Chen ML. Traditional Chinese medicine, Xin-yi-san, reduces nasal symptoms of patients with perennial allergic rhinitis by its diverse immunomodulatory effects. Int Immunopharmacol. 2010 Aug;10(8):951-8. doi: 10.1016/j.intimp.2010.05.008. Epub 2010 May 28. PMID: 20546945.

迎香穴

介紹　屬於大腸經的穴位,具有通鼻竅、散風邪的效果,在臨床上可用來治療鼻塞、鼻竇炎、顏面神經麻痺、三叉神經痛等。

位置　位於鼻翼左右兩側約半指幅的鼻唇溝凹陷上。

按摩方式　可以用手指指節輕壓,或是用按摩棒按壓,按摩到有痠脹感即可。鼻塞時按摩這

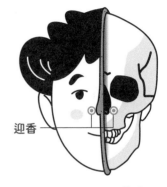

圖 2-11-1　迎香

個穴位,你很快就可以感覺鼻子通暢,是個超級好用的緩解鼻塞穴位。半夜因為鼻塞難以入眠的人可以暫時利用此穴位緩解不適,之後再搭配中藥內服效果會更好。

合谷穴

介紹　同樣也是大腸經的穴位,具有疏散風邪、開關通竅以及和胃通腸的效果。在臨床上

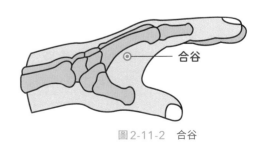

圖 2-11-2　合谷

多用來治療鼻塞、鼻竇炎、咽喉腫痛、牙痛等。

位置　五指用力併攏時，虎口肌肉最凸起的地方，就是合谷穴的位置。

按摩方式　可以用手指指節輕壓，或是用按摩棒按壓，按摩到有痠脹感即可，一次可以按摩 3～5 分鐘，一日可以多次按摩。

⧖ 所長講堂

看完上面所長選擇用迎香穴和合谷穴教大家緩解鼻塞症狀後，你會不會疑惑「為什麼要選擇這些穴位呢？」，況且這些都是大腸經的穴位，但所長不是說，過敏性鼻炎和肺、脾、腎三者有關嗎，怎麼突然提到大腸經呢？等所長在下面解釋完中醫使用經絡治病的基本原則，你或許就會豁然開朗了！

循經取穴

中醫師用針灸治療疾病的時候，其實有很多種取穴的方法，其中一種就是「循經取穴」。中醫說：「經之所過，治之所在。」中醫師可以透過觀察患者不舒服的位置有哪些經絡經過，選擇應該用哪個經絡上的穴位來治療，這也是為什麼針對鼻過敏的問題，所長剛剛卻教大家按摩大腸經穴

位的原因。大腸經的巡行路線一路從食指指甲旁邊開始，通過合谷穴走到手臂的陽面，也就是沿著手背延伸而上的那面，沿著上臂走到臉部，經過嘴角，最後抵達對側鼻翼旁邊的迎香穴。所以當發生鼻塞或其他鼻子不舒服的症狀時，中醫師就可以選擇大腸經上較接近患處的迎香穴，或者是遠處對側的合谷穴來治療。

這麼一來，聰明的你應該就可以看懂「面口合谷收」這句話的意思了，它的意思是，合谷穴等大腸經的穴位還可以用來治療或舒緩顏面神經麻痺、三叉神經痛等頭面部的疾病與症

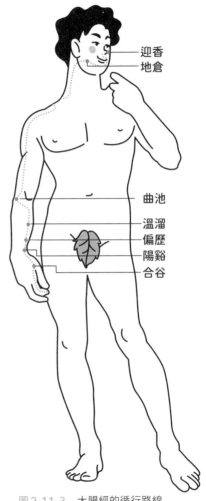

迎香
地倉

曲池
溫溜
偏歷
陽谿
合谷

圖 2-11-3　大腸經的循行路線

狀。雖然這個方法背後的機轉仍有待現代醫學尋找與研究，或許是和神經系統或結締組織有關，但無論如何，循經取穴是過去醫家在經絡學說下長期累積的經驗總結。

表裡經與配穴

不過，在選擇要用哪一個穴位來治療時，中醫師也不是只有循經取穴這一種方法。在〈人體的經絡〉一章中，我們看過表裡經的概念，而表裡經經脈的經氣，可以經由經絡中的「絡穴」互相流通，這讓中醫針灸在臨床治療上多了很多變化空間。例如，當肺經循行路線經過的部位有病，除了可以選擇原來肺經上的穴位之外（像是肺經的太淵穴，因為這裡是經氣輸注的部位），還可以配合大腸經的絡穴——偏歷穴——輔助治療，這就是所謂的「主原客絡法」。此外，像是補瀉手法、俞穴的應用、八脈交會穴等，也都是從不同的角度衍伸出的取穴方式。當達到融會貫通的境界後，每個中醫師就能發展出各有不同的治療心得，這也是中醫有趣的地方。

讀到這裡，你是不是也覺得中醫針灸真的很奧妙呢？厲害的中醫師運起手中的毫針，就像武當派張三丰祖師爺揮舞手中太極劍，是門藝術。下次去看中醫時，你或許就不會再那麼困惑，說不定還可以觀察出你的中醫師的施針哲學呢！

樂咖經過看見阿圓站著盯著自己的腳，便湊過去

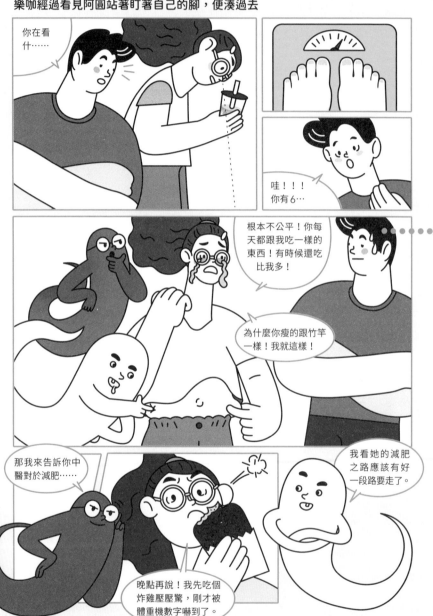

瘦不下來，
中醫有解嗎？

　　愛美、想讓自己的身形變好是很自然的想法，但所長要先跟大家說好，在追求美麗之前，我們要先認識什麼是健康的體態，因為一旦有了正確的知識，接下來的蛻變之路才能走得更平穩、更長久。如果你也同意，所長這就帶大家了解中醫能怎麼幫助我們減重。

減重別心急，從體質著手才是捷徑

　　有到中醫減重門診諮詢過的讀者，應該有聽過防風通聖散和承氣湯系列[1]這兩帖藥方，不然說到減重，應該也聽過「麻黃」這個中藥材。但你是否也聽過有人說，中醫減重會大量使用麻黃，對心臟負擔很大，讓人心悸、失眠，甚至還會影響性功能？！你是否曾經聽服用過防風通聖散以及

1　防風通聖散：這個方劑的組成較複雜，具有解表、清熱、瀉下等作用，因此較適合實證型且體內有熱的人，處方中有不少用於清熱的寒涼藥，如大黃、芒硝、黃芩、石膏與滑石等，不適合體質虛寒的人，如果要服用處方中藥材的組成需要經過調整。

承氣湯的人說，服用後減重效果不如預期，還伴隨其他副作用？難道中醫減重都是走貪快傷身的方式嗎？在這邊，所長希望翻轉大家對於中醫輔助減重的壞印象。就像我們前面不斷提到的中醫治療哲學一樣，要從哪個角度來治療病人，每個中醫師都有自己獨特的視角，以這兩帖方劑為例，由於藥材本身的特性與藥材的搭配，使得這兩帖藥對於虛證型肥胖的人可能有反效果，例如出現持續腹瀉、腹痛等症狀。但若使用在實證型肥胖的人身上，方劑本身通腑瀉下的效果（簡單來說，即能夠幫助排除宿便）就能一展所長，達到減重的目的。

所以看到這邊大家看明白了嗎？醫師在藥物的選擇使用上並沒有絕對的好壞，端看病人本身體質適合的用藥方針來決定藥物和用量，所以在配合中醫輔助減重的期間，向醫師回饋身體的感受是十分重要的，希望大家都可以安全健康為前提漂亮地瘦下來。

有些人會詬病使用中藥減重是治標不治本，認為中醫是以排除宿便的方式減輕體重，而沒有真的讓身材變好。但其實跟治療任何疾病一樣，中醫還是需要透過把脈和其他方式判斷病人當下的體質，再針對急性症狀與實邪用藥。就像當道路上發生塞車的情況，警方必須先快速將事故車輛排除（治標），再來檢討是否是因為道路設計或指標號誌出問題所導致（治本）。所以，與其說能利用中醫來減重，倒不

如說中醫可以幫助人體恢復到健康的狀態，讓美麗的身材隨之而來。以下所長跟大家介紹兩個中醫減重的大方向。

實證肥胖

偏實證型肥胖的病人，體型通常會比較壯碩，肌肉結實，而且喜歡吃重口味的食物。面對這種情況，治療手段會以增加代謝，同時減少食物的攝取為主。不過，如果病人的食欲很好，一直想吃東西，醫師可能就要考慮是不是有心火與胃火的問題，這可以呼應到中醫「陽氣有餘，陰氣不足，則熱中善飢」的說法。

治療實證肥胖時，如果適時地加入針灸或是使用一些偏寒性的藥材，可以協助抑制食欲，另外在處方裡添加能夠補胃陰的藥材還能夠保護長期受損的胃黏膜。當然，最基本的還是要逐步改變飲食習慣與攝取量。

虛證肥胖

這類型的人同樣看起來胖胖的，但從外觀、說話與動作等表現，就可以區分出與實證患者的不同。一般來說，虛證的人容易感覺疲累，沒有什麼活力，肌肉與皮膚摸起來軟軟鬆鬆的，甚至有些水腫。和實證肥胖相反，這些人食欲不佳，即使刻意減少食量，也未能見到體重顯著減輕。這時，在治療上會以補氣溫陽為主，化痰燥濕等為輔，而

且由於患者已經比較虛弱，因此要減少或避免一些比較峻猛的藥物，以免進一步耗傷正氣。同時，運動也應該循序漸進，在治療前期避免高強度運動，否則很容易事倍功半。

針灸埋線與腹部電針

針灸埋線

許多想減重的讀者應該都有聽過針灸埋線或腹部電針的治療方式，但你知道為什麼這些方法可以變瘦嗎？事實上，針灸埋線就是將可以被人體自然吸收的羊腸線埋進皮下或是肌肉層，藉由持續刺激某些穴位來增加代謝，達到減重的目的。這聽起來好像很不可思議，但由於中醫近年愈來愈重視實證醫學，使得包括針灸埋線在內的許多療法也慢慢被證實具有療效。有一篇病例報告共蒐集了十五位自覺體重過重（BMI>24）、腰圍超過八十公分的病患參與研究，接受兩週一次，共五次的埋線治療，主要埋在腹部脾經、胃經、腎經及任脈。十週之後，研究人員發現，病人的腰圍、BMI、體脂肪率和基礎代謝率等指標都有明顯下降。[2]

從結果來看，我們或許可認為針灸埋線對於上述指標有其效果，但也需要同時注意它的副作用。要知道，埋線減重屬於侵入性治療，所以傷口的照護相當重要，否則可能

會有化膿感染的風險。如果你對這樣的風險有疑慮，或許就可以考慮另一種需要比較勤勞，但感染風險相對較低的療法：腹部電針。

腹部電針

腹部電針的方式類似針灸埋線，也是藉由刺激穴位來減重，但並沒有留下羊腸線，所以沒有需要居家照護傷口的困擾。腹部電針的效果也已經經過研究證實，在一篇隨機對照交叉試驗研究[3]中，研究小組總共蒐集了五十四位腰圍大於九十公分、BMI大於三十的女性，將她們分成兩組，一組接受電針治療，另一組則進行仰臥起坐治療。六週之後，先休息一週再交換治療方式並持續六週，以評估電針與仰臥起坐的效果差異。結果發現，腹部電針對於減小腰圍、降低BMI及體重的效果都比仰臥起坐更好，並且達到統計上的顯著水準。

2 Yao-Chien Tsai, Chao-Tsung Chen, Shun-Gu Lin, Decreasing body weight and body fat percentage by acupoint catgut implantation – a case series study. J Chin Med 24(1): 25-36, 2013

3 Hsu CH, Hwang KC, Chao CL, Lin JG, Kao ST, Chou P. Effects of electroacupuncture in reducing weight and waist circumference in obese women: a randomized crossover trial. Int J Obes (Lond). 2005 Nov;29(11):1379-84. doi: 10.1038/sj.ijo.0802997. PMID: 15953937.

在看了以上的病例報告與研究後，你是不是對中醫減重改觀了呢？肥胖不僅影響外觀，也與許多疾病息息相關，因此如果有肥胖問題，我們都不應該忽視它。但要提醒大家的是，健康的減重過程勢必會是一條漫漫長路，所以千萬不要貪快，如果使用針灸埋線或腹部電針，也要遵守醫師給予的飲食指南（或是能諮詢營養師飲食的相關細節更佳！），才不會事倍功半，或者因此將身體搞壞，那可就真的是賠了夫人又折兵了！

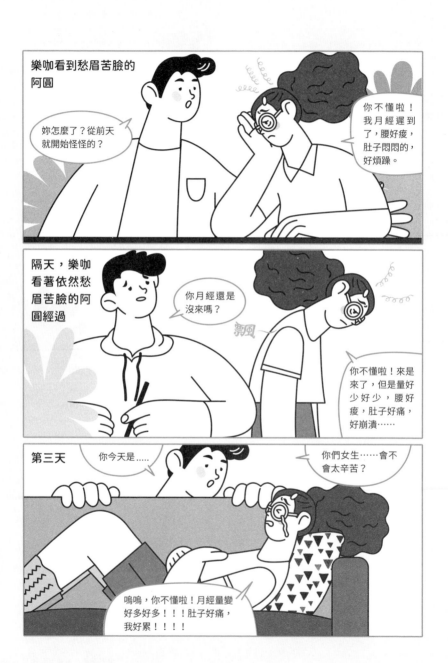

當姨媽來敲門

女性的生殖系統除了有孕育下一代的神聖使命外,還會影響到女性的整體健康和活力。在本篇中,所長將從男女先天的生理差異開始介紹,也會提到臨床上常見的婦科疾病,以及現代中醫師能如何結合西醫對人體的認識來進行診療。此外,針對「什麼是四物湯/中將湯?」、「我適合吃嗎?」等方保健品的種種問題,也會在這個篇章中一一幫大家解惑。

中醫婦科的特色

在中醫裡,女性不同於男性,擁有一個獨特的生理構造稱之為「女子胞」,有時也叫做「胞宮」,也就是子宮,主要掌握著月經、孕產的功能。從中醫觀點來看,子宮要維持機能正常,需要仰賴「胞脈」的供給,肝、腎、心、脾也要各司其職,若從經絡來說,則與衝、任二脈相關。如果把子宮假想成住家頂樓的水塔,肝腎心脾是各個鄰近的自來水廠,胞脈與衝任二脈則是連通住家與自來水廠的管線,當三個系統都順暢無阻,女子胞才能發揮完整的功能,並

且讓我們免於婦科疾病困擾。

　　那要怎麼維持這三個系統都能順暢運作呢？中醫婦科強調，關鍵在於血的供給與後天脾胃的機能正常。過去古籍《婦科心法》裡面提到：「血者水穀之精氣，若傷脾胃何以生。」也就是說，要有健康的紅血球才能將氧氣帶到各個器官，器官才能正常運作。而產生健康紅血球的重要材料之一是鐵質，而鐵質的吸收需要仰賴均衡的飲食與良好的消化功能，才能獲得適量的供給。

常見的婦科疾病

白帶異常

　　白色無味的白帶是女性陰道的分泌物，屬於正常現象，能幫助維持陰道組織的健康，提供潤滑，並且保持陰道呈酸性以避免感染。然而，異常的私密處分泌物卻會造成許多姐妹們的困擾，除了濕濕黏黏外，有時還會伴隨搔癢和疼痛，甚至有不少人在使用了陰道塞劑或是口服抗生素後，仍然反覆感染。所以如果妳發現分泌物出現變化，例如符合以下列出的這幾點異狀，就要提高警覺！

- 顏色改變，偏黃、偏綠，甚至帶血

- 味道改變，有腥臭味
- 私密處搔癢或疼痛
- 有其他腹部症狀（例如刺痛、脹痛感等）

（在很少數的情況下，如果分泌物呈現褐色或是夾雜有血，這可能是子宮頸癌的徵兆，建議到醫療院所做抹片檢查或是照超音波！）

　　有趣的是，如同西醫根據分泌物的顏色不同，得以判斷是不同的致細菌在作怪，過去的醫家也觀察到女性分泌物的變化，記錄在中醫典籍中，並根據不同的顏色變化進一步指導了不同的治療方式，例如《醫宗金鑑・婦科心法》[1] 就將分泌物依照顏色分成五類，例如偏黃色者，屬於虛濕；偏青色者，屬於風濕，另外，如果分泌物有腥臭味或是型態像瘡膿者，顏色偏暗紅色，則可能是內有癥膿。

中醫怎麼看「帶下病」？

　　中醫所說的「帶下病」，也就是白帶異常，除了《醫宗金鑑》裡比較複雜的分類方式外，大致可以簡單分為兩種成因，一種是源自於自身臟腑機能失調的內因，另一種則是外來細菌感染造成的外因。

1　《醫宗金鑑・婦科心法》：「帶下勞傷沖與任，邪入胞中五色分，青肝黃脾白主肺，血黑腎赤屬心，隨人五臟兼濕化，治從補瀉燥寒溫，更審瘡膿瘀血化，須別胞膀濁與淫。」

- **內因**

  事實上，白帶就是一種水液代謝的產物，因此當水液代謝的其中一個環節失常，就會產生不正常分泌物，即中醫所說的「濕」。在《傅青主女科》——專門的中醫婦科典籍——中提到：「帶下之病，皆屬於濕。」由此可見，濕是造成白帶異常的關鍵，而濕又與脾、肝、腎的機能失衡有很大的關係。簡單來看，「脾腎氣虛」與「肝鬱」是產生濕的主因，因為脾與腎是水液代謝的關鍵（你可以翻到前面的章節複習人體的津液是怎麼生成的），而中醫也強調肝與脾之間會互相影響，肝鬱亦可導致脾虛。因此，中醫治療帶下，即是藉由調節臟腑機能來維持平衡，進而避免細菌侵犯。說到這裡，讓所長想起以前老師曾經說過的比喻：「子宮頸與陰道的交接處就像潮間帶，有豐富的生物多樣性。但如果環境不平衡，生物多樣性下降，環境就會變得脆弱，而容易成為細菌的溫床讓我們生病。」

- **外因**

  不過，如果你在觀察到分泌物有變化之外，還感覺到私密處搔癢、疼痛，或者有腥臭味，就要考慮私密處有被細菌感染的可能。而中醫也會在治療前，將致病原因大致再分為「濕熱」和「寒濕」兩類，如果分泌物的顏色偏黃或有腥臭味，屬於濕熱的範疇，若是屬於「寒

濕」，則分泌物通常顏色較白、質地較清稀且無臭味。

中醫怎麼治療帶下病？

　　從前面的內容中，我們知道帶下病的原因不外乎是因為脾、肝、腎的功能失調導致免疫力下降、身體變濕，形成適合細菌生長的溫床，再加上外來細菌的感染。因此中醫能藉由補氣藥來改善脾腎氣虛，或是疏肝的藥材來和解肝鬱，此外，在面對感染時，也有一些能抑制細菌的中藥材可以選擇！

　　▪ 苦參：清熱燥濕，殺蟲利尿

　　苦參是一種豆科植物，人們取其根部作為藥用部位，有清熱燥濕[2]，殺蟲利尿的效果。《景岳全書》中有提到，苦參性味苦寒，具有止帶濁，清小便，利水等功效。《本經疏證》也說：「濕熱生蟲者，苦參湯洗之，亦係攝水之效。」由此可知，苦參能藉由「幫助人體除濕」的作用來治療帶下病。其實，現代研究也發現苦參能抑制造成白帶異常的念珠菌、金黃色葡萄球菌，其提取物也有殺滅陰道滴蟲的作用。

2　燥濕：身體若有過多的濕氣就會生痰，或是出現其他身體的不適，例如頭痛或是帶下病也是濕造成的狀況之一，這時候選用有「燥濕」功效的藥材，就可以為我們的人體達到除濕的效果。

▪ 蛇床子：殺蟲止癢，溫腎壯陽

你或許比較少聽到這味中藥，但它其實有個很有趣的名稱由來，據說是因為蛇喜歡待在這種植物底下棲息，因此稱為蛇床子。蛇床子是繖形科植物，藥用部位是它的果實。不同於苦參的苦寒，蛇床子性味辛苦溫，和苦參剛好一寒一溫，能用於不同情況的患者身上，讓中醫師在用藥的選擇上多了許多彈性。《景岳全書》中記載其具有療陰濕惡瘡疥癬、止帶濁的功用，是常用來治療帶下陰癢的好藥材，而且不只內服還能外用，對於皮膚搔癢，也可以用蛇床子煎湯薰洗患處來輔助治療。

經前症候群

經前症候群是在月經來潮之前出現的各種症狀，像是頭痛、腰痠、乳房脹痛、冒痘、情緒低落等，有些人甚至會出現類似感冒的表現。這些每個月固定來報到的不適感或許會讓妳覺得，忍受這些症狀是身為女生的原罪，但其實不管是情緒上或是生理上的不良感受，都可以透過調理臟腑來改善。

以下提供大家一張簡易的自我檢查表，建議大家平時就可多多從這些面向關心自己的身體變化，藉此評估自己經前症候群的情形及嚴重程度。

今日體溫 ＿＿＿＿＿＿ ℃
心情狀態：□ 暴躁　□ 悲傷　□ 愉悅
□ 乳房脹痛或刺痛
□ 感冒症狀出現（頭痛、咳嗽、怕冷等）
□ 出痘（特別是在下巴）
□ 腰痠或膝蓋痠
□ 辦事動力、效率下降
□ 其他：

　　以乳房脹痛為例，有些人在經期前一個禮拜就會出現症狀，有些人則是連衣服接觸到乳頭都會有不舒服感覺。從中醫的觀點來看，雖然同樣都是乳房脹痛，但還是可以簡單分類為肝腎陰虛（虛證）以及肝氣鬱結（實證）。女性讀者們，妳覺得自己比較偏向哪一個類型呢？

- **肝腎陰虛型**：乳房感覺脹痛，但是乳房軟、腰膝痠軟、月經量少或者提前，容易口乾舌燥。
- **肝氣鬱結型**：經前情緒憂鬱、情緒暴躁、乳房脹痛且硬。

玫瑰薑黃奶

　　除了找中醫師從根本解決妳的經前症候群之外，如果妳在月經來之前常出現情緒不佳、胸悶、乳頭疼痛、腹脹等症狀，不妨可以試試這道有疏肝行氣效果的茶飲──玫瑰薑黃

奶。它的做法非常簡單，先將豆漿、牛奶或燕麥奶大約250毫升煮滾後熄火，再加入玫瑰花5〜7朵（可在中藥行購得），蓋上鍋蓋悶10分鐘，並在杯中依照自己口味添加適量的薑黃粉，最後把熱熱的玫瑰奶沖入杯中即可飲用。（注意！薑黃味道強烈，可以不添加，或一開始少量加入嘗試。）

　　經前症候群是很常見的現象，卻也很容易被忽視或被當成偶發。然而，如果你每個月都為這些症狀所苦，不妨先從記錄自己的生理狀態著手（可利用一些上面的表格或其他生理記錄app），這麼一來，去看中醫時，醫師也能根據這些紀錄更精準地用藥喔！

經痛

　　依照不同的疼痛部位、疼痛性質，以及發作時間等，中醫將經痛分為數種。以部位來看，少腹痛（肚臍下方左右側），甚至痛及胸脅處，屬於氣滯

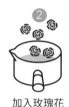
沸騰後熄火

加入玫瑰花

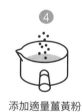
蓋上鍋蓋悶10分鐘

添加適量薑黃粉

型；小腹（肚臍下方中央處）的疼痛則可能屬於血瘀型。以疼痛性質來區分，脹痛可能是氣滯，刺痛則可能是血瘀；痛到不能按壓的被歸類為實證；痛但是按住可以緩解的則是虛證。此外，經前就開始疼痛的屬於實證；經後作痛屬於虛證。但要注意的是，這些都是很粗略的舉例，臨床上並不能因為單一項目就簡單歸類。

束腳式，熱敷腎俞

如果妳有經痛問題，所長還是比較建議妳趕快去找醫師診斷，除了吃藥調理，也可以借助中醫針灸舒緩經痛。不過仍然有一些小撇步能幫助妳感覺好些，妳可以將熱敷墊放在腎俞（位在後腰，脊椎兩旁距離兩指幅寬，和肚臍同高），配合瑜珈的束腳式，並且在腰後懸空處使用抱枕或是毛毯支撐。這個方法能快速地幫妳舒緩疼痛，也有溫腎陽的效果，

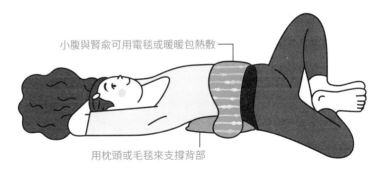

小腹與腎俞可用電毯或暖暖包熱敷

用枕頭或毛毯來支撐背部

圖 2-13-1　束腳式，熱敷腎俞

推薦大家試試看！

行經期感冒

　　指經前或是生理期間出現感冒症狀，容易發生在氣虛體質的女生身上，如果你有這類困擾，建議妳盡快找中醫解決外感風邪的狀況，因為長久忽視可能會讓免疫力下降、月經失調，嚴重時還有可能變成難受孕的體質。此外，搭配適度運動，在冷氣房內注意保暖（特別是後頸部），或是上面提到的熱敷腎俞，都可以保護妳不受到寒邪入侵。

其他婦科疾病

　　子宮內膜異位症、子宮肌瘤、多囊性卵巢症候群是現代婦科常見的疾病，雖然西醫對這些疾病的成因至今仍然不明確，但從中醫的觀點來看，這些都屬於「癥瘕」的範疇。所謂的癥瘕就是泛指存在婦女胞宮中的結塊，包含血塊、子宮內膜異位的腫塊、惡性腫瘤等。中醫一般認為癥瘕屬於濕、痰與瘀的證型，有些情況還會夾帶熱象。而出現濕、痰與瘀等病理產物，是五臟六腑的功能異常的表徵，如果深究其背後的病理機轉，又會發現多與腎虛、肝鬱、脾虛等相關。

　　明朝末年，對婦科頗有貢獻的醫家張景岳，就在其著作

《景岳全書‧婦人規》中提到這些疾病的成因與經期間外受風寒、飲食生冷、憤怒傷肝而氣逆，以及虛勞有關。

《景岳全書‧婦人規》：「瘀血留滯作，唯婦人有之，其證則或由經期，或由產後，凡內傷生冷，或外受風寒；或恚怒傷肝，氣逆而血留；或憂思傷脾，氣虛而血滯；或積勞積弱，氣弱不行，總由血動之時，餘血未淨，而一有所逆，則留滯日積，而漸以成矣。」因離經之血聚而成瘀，瘀阻沖任胞宮而發病。

如果你正受這些婦科疾病所苦，所長建議妳採取中西醫合併治療，利用手術先將過大的肌瘤或囊腫切除，術後再配合中藥控制復發，並且處理疲倦、腹痛、腰痠、食欲下降等副作用。

月經週期療法

在這章前面，所長點出了幾個建議大家直接諮詢中醫的情況，但我們到底是該等月經結束再去看中醫，還是等到月經來，覺得經痛再去看就好？其實，只要發覺每個月都會出現週期性的症狀，就可以到中醫診所諮詢。也因為症狀出現的根本原因是內在臟腑不平衡，因此中醫可以透過

「月經週期療法」，在不同生理階段使用不同藥物調理，把長期以來的白帶、經前症候、痛經等症狀減緩甚至根除，以下就讓所長為大家簡單介紹一下。

月經週期療法分為四個階段：經後期、排卵期、經前期以及行經期

- **經後期**：在月經週期的第五～十二日，也就是月經剛結束的時期。此時的濾泡處在發育階段，以中醫的語言來說，即是「陰血醞釀」的階段。這時期會使用滋陰養血的藥物，也因為「經水出於腎」的觀念，所以此階段也會兼顧腎氣。
- **排卵期**：月經週期第十三～十六日，子宮內膜已經明顯增生，濾泡也漸漸成熟，中醫認為此階段是「陰轉陽」的過渡時期，會利用補腎氣的藥物讓功能運作順暢，以便排卵。
- **經前期**：月經週期第十七～二十八日，屬於「陽氣旺盛」的時期，基礎體溫呈現高溫，較常使用補陽的藥物，以維持基礎體溫。此時期注意補氣，就可以避免經前外感。
- **行經期**：月經週期第二十九日～下個月經週期的第四日，是月經來潮的階段，此時是「陽轉陰」的時期，使用理血舒氣調經的藥物，能讓經血排出順暢。

當然，使用的藥物還是會根據每個人當下的體質調整，所以如果妳有正在接受其他賀爾蒙療法，或者常出現哪些週期性的症狀，也要一起告知醫師，才能確保療程有效又安全喔！

不只女生可以喝？

說到中醫婦科，就常讓人聯想到一些和經期有關的中藥方。還記得以前每個月經期結束後幾天，所長的阿嬤都會為我燉煮一碗四物湯，那碗顏色黝黑且味道陌生的湯起初讓我莫名排斥，但後來也就漸漸習慣，甚至覺得滿好喝的。現在光想就覺得肚子好餓喔，哈哈。好啦！回歸正題。雖然我們的生活中常常可見四物湯，但你或許會疑惑，是不是每個女生經期結束後都需要喝四物湯？男生也可以喝嗎？另外，我們常在廣告中看到的另一種中藥補品——中將湯，這兩者有什麼不同？所長這就帶你一次了解！

四物湯與中將湯

四物湯

顧名思義，四物湯是由四種中藥成分組成，分別是：

- **當歸**：常用在補血、活血及調經，除此之外還有潤腸的作用。
- **川芎**：能活血行氣，氣順了才能推動血的運行順暢，有「血中氣藥」之稱。
- **芍藥**：養血調經，平肝止痛，常用在肝氣不舒的痛症，所以伴隨經期出現的肝鬱也可以使用該藥緩解。
- **地黃**：常見添加的是熟地黃，主要作用為補血滋陰。熟地黃是生地黃炮製後的產物，能讓地黃的性味從苦寒變為甘溫，所以醫師有時候會視每個人的情況不同，調整加入的是熟地黃還是生地黃，而不是一律開出一樣的四物湯。

中將湯

中將湯其實源自於日本，和四物湯相比，藥物成分更多也更複雜，所以所長在這邊把中將湯分成幾個較單純的方劑，讓大家更好理解。

- **四物湯**：沒錯，中將湯中含有四物湯，但因為內含的藥物劑量有所差異，所以不能把中將湯視為四物湯的升級版，兩者的用途並非完全重疊。
- **桂枝茯苓丸**：活血化瘀、消積散癥，適用於體內有瘀血、月經不暢、月經滴滴答答不止等症狀。

- **平胃散**：由蒼朮、厚朴、陳皮及甘草組成，顧名思義，常用來治療腸胃症狀，但在中將湯中會將厚朴去掉，另外加上香附、丁香等較溫補的藥材。

從上面的藥材組成我們知道，中將湯和四物湯都是屬於比較溫補的方劑，不過組成中將湯的藥材還不只這些，其中也加入了少數像是牡丹皮、黃連等寒涼藥，所以在溫經散寒外，也能改善身體有熱象（發炎）的表現。

我適合喝四物湯嗎？

看完四物湯和中將湯的組成，相信大家還是對自己到底該不該喝媽媽阿嬤準備的補湯感到一頭霧水，不過關於這部分，其實所長也不確定，因為世界上沒有任何一個藥方能百分之百適合每個人，所以在藥方調配到適合前，都必須經過醫師的辨證論治。不過，以下所長還是給大家幾個最明確的大方向，點出最不應該自行嘗試補湯的狀況。

- **正在行經期間**

  每個處於行經期的女性，其身體狀態都有各自不同的用藥需求。儘管我們常聽說四物湯不宜在行經期喝，或是在行經期適合飲用中將湯，但這些歸納其實都不夠完整。特別是此時期的女性比平時更虛弱，若使用到不適

合的藥方，容易導致不舒服的狀況更為明顯，所以還是強烈建議正在經期的女性讀者，如果有任何不舒服或是調理體質的需求，都要先諮詢醫師再服藥喔。

- **屬於炎性體質**

如果你平常就容易嘴破、喉嚨痛、長痘痘以及針眼，在服用四物湯甚至其他補品前都應該更加謹慎。事實上，補湯也有適合炎性體質的人服用的「涼補」，但為了避免補錯藥導致上火，使用補品前都應該積極詢問醫師的建議。

- **脾胃功能差**

如果平時消化功能不佳、容易腹瀉，那就真的不要自行服用四物湯。由於四物湯裡的熟地黃屬於比較滋膩的藥材，會令原本脾胃功能較弱的人消化不良，當歸有潤腸的作用，也可能讓腹瀉情況加劇。因此使用前若是經過醫師診斷，就可以調整藥物組成，例如增加助消化的藥材等，避免上述情況發生。

⧗ 所長 Q & A

Q：男生也可以喝四物湯嗎？

A：當然可以。四物湯不是女性專屬的藥方，最初甚至被拿來治療跌打損傷造成的瘀血。所以只要是血虛

或是有其他適應證的人，不管男女老幼，都有可能
需要四物湯來調理。

Q：我不喜歡喝黑黑的四物湯，喝超商的四物飲效果應
該也一樣吧？

A：痾～市售的瓶裝四物飲因為列為食品，容易被消費
者誤以為是可以長期飲用的保健品。但這類產品因
為缺少藥物濃度標示、藥材的好壞難以把關，此外
為了提升口感，通常會額外添加果汁或糖分，所以
如果偶爾把這些飲品當成飲料喝當然沒關係，但是
所長並不建議大家期待這些產品有改善體質的效果，
更不該把這類商品當成可長期飲用的保健品。

Q：跟經期有關的中藥也常聽到生化湯，那又是什麼呢？

A：生化湯的作用是幫助產後婦女排出惡露，主要成分
有當歸、川芎、桃仁、炮薑、甘草等，但隨著每個
人症狀不同會有所增減，例如剖腹產留置在體內的
惡露通常會比自然產少，所以不同產婦需要服用生
化湯的劑量也會有所不同。

不只專治跌打損傷

　　說到中醫傷科，你第一個想到的，或許是國術館專治跌打損傷的師傅，不過雖然這些印象確實屬於中醫傷科的範疇，卻不能代表它的全貌。事實上，中醫傷科是一個概括之詞，除了推拿治療跌打損傷之外，它所涵蓋的範圍可能比你想的還要廣泛喔。

肢體損於外，則氣血傷於內

　　中醫內科的治療原則，是利用藥物幫助臟腑回到平衡狀態，而傷科也有類似的邏輯。當骨骼、關節或是軟組織，因為外力或長期姿勢不良等其他原因而偏離原有的位置時，就需要傷科的治療，幫助錯位的組織恢復到原本平衡的狀態。不過，中醫認為問題並不能只看表面，而是應該進一步分析這個傷形成的原因。《正體類要》裡就說過：「肢體損於外，則氣血傷於內。營衛有所不貫，臟腑由之不和。」這句話說明中醫看待傷病，是以觀照全人的角度剖析外在表現的傷，分析該處的傷是因為哪些外在及內在原因慢慢建構出來的。外在的因素像是遭受撞擊、跌倒，甚至是細菌

感染等，都可能會讓肢體出現屈伸不利、腫痛的傷，至於內在因素我們可以以老年人為例。在臨床上，常常可以見到腎氣虛弱的老人因為普通程度的跌倒而嚴重骨折，在中醫的觀點中，腎和骨骼的功能有關，因此當腎氣虛弱，就容易發生骨折，這就是內在因素造成肢體受傷的例子。

　　了解內外因素皆會導致傷病之後，你或許就比較能理解傷科的治療手法其實很多變，除了徒手治療，有時也會搭配用藥調理氣血和臟腑的功能。此外，如果病人的傷病狀態屬於急性期，也可以使用針灸活絡氣血。因此，許多結構異常所導致的症狀，像是筋骨痠痛、麻木、中風後復健，都可以用中醫傷科來治療，甚至有些表面上看起來像是內科的症狀，例如頭痛、頭暈、呼吸困難，甚至是消化功能異常，都有可能可以透過傷科來改善喔！

軟傷、硬傷，哪個比較好？

　　你有聽過中醫傷科的治療手段還分成「軟傷」和「硬傷」嗎？在所長學習中醫的過程中，經常會聽到許多坊間課程用軟傷與硬傷來區分課程內容，但這其實是比較簡略分類的方法，一般來說，兩者的差異如下：

- 軟傷：以處理肌肉、筋膜等軟組織為主，藉由不同手

法調整緊繃程度不同的肌肉。由於肌肉連接在骨頭、關節上，因此調整肌肉的張力也能恢復關節的活動度。一般來說，軟傷的治療手法是藉由擺位、牽拉等動作，使軟組織回到平衡的狀態，動作較為輕柔。

- 硬傷：以處理關節、骨骼的錯位為主，藉由瞬間的力道與巧勁使其回到平衡的狀態，也就是大家常聽到的「喬骨頭」。藉由將錯位的關節或骨頭復位，使肌肉回復放鬆的狀態，以及避免軟組織與錯位的骨頭摩擦。

不過，對於患者來說，硬傷和軟傷只是治療手段不同，並沒有優劣的區別，經過醫師評估、選擇適合你的治療手法才是最重要的。現在，你應該已經理解傷科可以發揮的地方很廣了吧！不過，所長也要強調，適時配合物理治療和西醫的影像診斷、開刀，有時也相當重要，不僅能看見更好的療效，或許也能大大縮短復健之路喔！

這些症狀，傷科怎麼治？

髂脛束症候群

接下來，就讓所長帶大家看看一些中醫治療傷病的例子。

你也和樂咖一樣，是個跑步愛好者嗎？那你是否曾經因為膝蓋外側疼痛，而被迫暫停訓練呢？如果你的答案是肯定的，那你可能已經是髂脛束症候群患者的一員。髂脛束症候群屬於跑者膝的一種，主要症狀是膝蓋外側容易疼痛，尤其跑步或騎自行車時，痛感會更加強烈。這種痛感通常是尖銳、局部性的，也有些人會在髖關節部位產生轉移性的疼痛。

想要改善髂脛束症候群，就要先了解成因。首先，疼痛可能是因為肌肉過度使用造成的。我們都知道，運動能幫助我們維持身體健康，但中醫更強調凡事都要「適度」，也就是說，超出身體負荷的運動反而會對健康有害。《內經》中就有提到，過度重複某個動作會耗傷五臟的氣血，例如「久行傷筋」，此外還有「久坐傷肉」、「久臥傷氣」等。你或許會困惑，為什麼久坐、久臥會對氣血有這麼大的影響呢？但只要觀察那些久病在床的患者就能發現，這些病人的肌力通常持續退化，肌肉也逐漸萎縮，而這恰好呼應到造成髂脛束症候群的第二個原因：臀大肌無力。

現代人由於時常久坐，臀大肌通常肌力不足。在一般情況下，我們不會意識到臀大肌無力對日常生活起居的影響，但當突然需要進行某些活動，如跑步時，就會因為臀大肌無力而引起闊筋膜張肌[1]的代償，這時才會發覺肌肉已經無法負荷，因而產生疼痛。如果你是因為這個原因造成疼痛，

可以試試按摩膽經的穴位（因為髂脛束位在大腿外側，恰好是膽經的循行路線），例如居髎、陽陵泉、風市、中渚等，幫助局部放鬆。

除了上述的兩個原因之外，結構問題也會引起髂脛束症候群，但這時中醫師就需要考慮更複雜的層面，例如是否合併有骨盆或腳踝問題，如果有，也可以藉由徒手治療將它們復位，避免因遠處結構偏移引起髂脛束過度緊繃。

圓肩與烏龜頸

除了髂脛束症候群之外，另一個現代人常見的問題是圓肩與烏龜頸。你是不是經常一整天都坐在電腦前面呢？是不是也常常低著頭滑手機呢？所長相信大部分人的答案應該都是一樣的，不過也是因為這些不良的生活習慣，使得許多現代人胸、頸與背部的某些肌群過度緊繃，有些卻過度無力，導致經常出現駝背或肩膀內旋的現象。這不僅會影響外觀，也會造成頸部與膏肓疼痛，長期下來，頸椎受力位置改變也會引發關節炎或骨刺，影響到肩關節與上臂的活動度，所以身為現代人的我們不可不慎呀！

但要怎麼改善呢？除了用滾筒或按摩球來放鬆緊繃的肌肉外，中醫針灸與傷科治療其實也是很好的選擇。大多數

1　闊筋膜張肌位於臀部及大腿外側。

人在肩頸痠痛或者是膏肓痛時，可以直覺地處理背部緊繃的肌肉，例如上斜方肌、菱形肌、提肩胛肌等，不過因為這些位置也與膀胱經、小腸經的循行路線一致，因此選擇這些經絡上的穴位來放鬆局部肌肉也能改善患者的不適。

除了背部的膀胱經、小腸經外，我們也不能忘記身體前側的肺經。由於圓肩與烏龜頸是身體前後側的肌肉失衡造成的，因此適時放鬆胸小肌與胸大肌，背側緊繃的肌肉也才能放鬆。有趣的是，身體前側的胸小肌與胸大肌就和肺經循行的路線相互重疊，因此我們甚至也能發現有些駝背或圓肩的患者合併有呼吸方面問題。從這邊，我們又看見一個中西醫交會的例子。

最後最後，所長還是要叮嚀大家，在尋求跌打損傷或任何傷科治療時，還是找專業的中醫師來執行會比較安全妥當，否則如果不幸遇到胡亂推揉的師傅，有可能會加劇發炎的情形，所以大家可要慎選啊！

讓人過度反應的「腎虛」

生命之源——腎

所長還記得小時候上健康教育課時，曾經聽老師說過：「醫學上並沒有『腎虧』這種說法，所以說腎出狀況會陽痿是沒有根據的。」[1]但其實這是因為中西醫的定義不同。我們在本書的一開始曾經提過，中醫的腎不只是指現代醫學的腎臟，還涵蓋了生殖、發育、泌尿以及其他內分泌等範疇。中醫說「腎主藏精」，認為腎儲藏著重要的精氣，而精氣是否充足攸關著人體的生長發育以及生殖功能。

如果要評估一個人的腎精與腎氣是否充足，可以透過身體外在的表現作為判斷的參考指標，例如小朋友的發育是不是比別人慢、老年人牙齒是否鬆動等。此外，腎也與水液的代謝有關，在人體的水液代謝途徑中，腎是一個很重

---

1 事實上，現代醫學也發現腎功能下降和性功能障礙有關：根據UpToDate，性功能與生殖障礙在慢性腎衰竭的患者中相當常見，例如有超過50%的尿毒症患者有勃起障礙、性慾減退以及性交時間縮短的困擾，其中的原因可能與代謝廢物的累積、內分泌異常、血管硬化等有關。

要的環節，如果腎無法正常運作，就可能產生水腫、尿液異常等表現。最後中醫也認為「腎主納氣」，呼吸運動的完成還須仰賴腎的協助[2]，吸氣要能吸得飽，呼吸不要太過短淺，皆需要腎的攝納作用來完成。總結來說，腎的生理功能有三個：

- **腎主藏精**：腎與我們的生長發育、生殖功能有關。
- **腎主水**：腎是人體水液代謝途徑中很重要的一環。
- **腎主納氣**：腎與呼吸運動有關。

關於腎虛

在看了腎的功能之後，你應該就能理解我們常說的「腎虛」其實只是一個統稱，泛指因為腎的任何生理機能不足而造成的種種現象。中醫辨證會將腎虛再細分成不同的狀況，這邊我們簡單介紹以下三種狀況：

- **腎氣虛**：常因老化、久病或是情緒焦慮等因素造成。症狀表現包括聽力下降、耳聾、頭暈、腰痠、夜尿等。
- **腎陽虛**：基本上是從腎氣虛發展而來，除了上述常見症狀，還有怕冷、四肢冰冷等。
- **腎陰虛**：我們可以將腎陰看成是維持生理機能的某個

---

2 《類證治裁‧喘症》：肺為氣之主，腎為氣之根，肺主出氣，腎主納氣，陰陽相交，呼吸乃和。

物質，缺少腎陰的人會有陰虛陽亢的表現，例如女性更年期症候群常見的潮熱、盜汗、煩躁等症狀。腎陰虛常見於老年人，但也有可能因為先天或是其他外在因素導致年輕人提早腎陰不足。

中醫教你護腎

補腎的學問其實很大，由於中醫的「腎」涵蓋範圍真的很廣，要區分腎氣、腎陽或腎陰後，才能夠對證下藥。如果不假思索地亂補，可能花錢又傷身。尤其在傳統觀念下，許多人對於性功能障礙往往難以啟齒，便自己上網尋找，或是聽信他人建議亂買，這些都是很要不得的 NG 行為。

如果日常想要保養腎，其實也有簡單又有效的方法，以下跟大家介紹方便好記的幾個補腎穴位！

腎俞穴

介紹　屬於膀胱經，具有益腎氣、利腰脊、聰耳目的作用。
位置　位於腰後側，可以將雙手反叉腰（拇指在前，四指在後），腎俞穴就在腰椎兩旁兩指寬處。
按摩方法　如果覺得在後側很難找到正確穴位，也可以以四根手指碰觸到的範圍為中心上下摩擦使腰後溫熱，也可以

拿電毯熱敷。建議在睡前或是冬日晨起時按摩或是熱敷此處10~15分鐘。

湧泉穴

介紹 屬於腎經,具有泄熱、降火、開竅的作用。臨床上可用在高血壓、失眠、頭痛等治療,同時它也是急救穴,可以用來治療急症。

位置 位在足底第二、三趾趾縫間的直線上,與腳底板前1/3交會處。

按摩方法 可以用手指指節或按摩棒按壓,也可以拿一個花生按摩球放在腳掌前側踩壓,效果一樣,但是更簡單輕鬆。

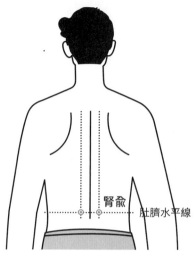

圖2-15-1 腎俞

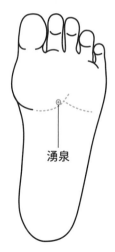

圖2-15-2 湧泉

拜媒體和廣告所賜，一般民眾對「腎虛」、「腎虧」等字眼都不陌生，也總把這些名詞和「陽痿」、「壯陽」聯想在一起，讓許多男性朋友一聽到自己被診斷為腎虛，就開始擔憂自己從此沒辦法「抬頭」做人。但在讀完這一篇後，你已經了解其實我們並不需要對腎虛這麼敏感焦慮，所長也希望大家從此以後能以平常心看待它，也能不害羞地積極尋求醫師幫助。

PART —— ③

臨櫃領藥

中藥知識懶人包

　　每次看完中醫，看著處方箋上琳瑯滿目的中藥，你是不是也覺得像在看天書，而好奇這些藥物有什麼作用，以及中醫師是怎麼考慮要開什麼藥的呢？事實上，中醫不論是在藥物的分類或是用藥邏輯上，都有一套與西醫截然不同的系統，在這個篇章中，就讓所長帶大家一起來了解吧！

中藥的四氣五味與歸經

四氣

　　每一種中藥材都有其獨特的特性，透過四氣與五味這套分類系統，只需要短短幾個字，就能說明藥物的藥性及功用。例如我們常能在古書或生活中看到這樣的敘述：「枸杞味甘性平，歸肝腎經。」或是「黃耆味甘，性微溫，歸脾肺經。」其中「性」就是所謂的四氣，分別是寒、熱、溫、涼（如果沒有特別的偏性的話則被歸類為「平」）。我們可以將寒涼視為一組，溫熱則為另一組，同組之間的差別在於作用力量的大小，也就是說，寒熱比溫涼作用力道更強烈一些。

在前面的篇幅中，我們知道中醫將疾病的成因分成寒、熱、濕、痰、瘀等，這不但是為了分類疾病，更重要的是還能引導用藥的方向。例如寒涼藥具有清熱瀉火、涼血、滋陰退熱、清熱利尿等作用，因此通常可以用來治療火、熱、毒所導致的疾病。以西醫的觀點來看，寒涼藥多有抗發炎、解熱、鎮靜、降壓、利尿等效果。相反地，溫熱藥能夠溫中散寒、溫陽利水或是溫肺化飲等，常用於寒、濕、飲、虛所導致的疾病，在西醫看來，這類藥則通常能夠提升免疫、抗菌、強心、提升血壓、興奮中樞神經等。

五味

五味中包含了酸、苦、甘、辛、鹹，不僅是指我們吃東西的味覺感受，中醫還認為五味也可以代表不同中藥獨特的藥物特性。

- 酸：能收能澀，具有收斂固澀的效果。所謂的澀，常常指的是與「滑」和「利」相對的特性。我們可以將滑腸、利尿簡單了解成讓體內排泄物加速排出的作用，因此相反地，「澀」就是可以用來治療腹瀉、頻尿或是流汗過多以及止血等狀況。在前面〈懶懶症候群〉一章中提過生脈散裡含有味酸的五味子，也是因為五味子「酸」的特性帶有收澀效果，所以

生脈散可以用來改善發汗過多造成心虛的情況。

- 苦：具有燥濕、清熱瀉火、降逆氣的效果，常見的藥材如黃芩、黃連等。從電視廣告中，我們常聽到「黃連解毒湯」可以改善口臭，就是因為黃連的苦寒特性可以改善臟腑中的火氣上炎。

- 甘：甘能緩急，具有緩急止痛的作用，也可以用來滋補與調和藥性，最常見的就是甘草，以及製作中藥丸劑時經常使用的蜂蜜。

- 辛：辛能散能行，具有發散解表、行氣的效果。舉例來說，風寒感冒便可以用具有辛味特性的麻黃與桂枝來發汗解表散寒。你可能會覺得辛的藥材吃起來應該都是暖暖辣辣的，但其實中藥的「辛」主要是指含有揮發油，並且有發散效果的藥材（例如發汗、透疹、宣肺等），所以除了常見的生薑（辛溫）以外，薄荷（辛涼）也是算是味辛的中藥之一。

- 鹹：具有瀉下以及軟堅散結的作用，針對堅硬的痞塊[1]、痰核[2]以及癭瘤[3]等，中醫師能夠用鹹味藥來軟化它。在日常生活中常見的海藻和昆布，就是中藥材

---

1 泛指腹中的硬塊，有時可能是脹氣或是未消化完的食物，也可能是長久累積形成的糞石。
2 脾虛痰濕造成身體皮下有大小不一的腫塊。
3 常指甲狀腺腫。

中含有「鹹」特性的藥材，針對甲狀腺腫大出現的癭瘤有一定程度的療效。

歸經

歸經是中藥的一大特色。中醫認為，每種中藥都和某些臟腑、經絡有聯繫關係。當病人出現的症狀評估後為某個臟腑出現異常時，通常就會選擇與該臟腑有關的中藥來進行治療，例如當肝有熱象，中醫師會在眾多具有清熱效果的藥物中，選擇入肝經的菊花來治療，而不是選擇同樣能清熱，卻入胃經的石膏。

中藥的配伍

配伍就是中藥材的搭配。中醫師開立處方箋時，會將不同特性的藥物相互搭配成一帖藥方。不過，就像我們做菜時需要好好搭配各種食材，設計一帖好的藥方也有許多眉角需要考量，而不是像炒大雜燴一樣，把所有藥材一股腦兒加進處方裡就可以給病人服用。

不過其實在很久以前，治療疾病一般都是以單一藥材為主，隨著更多藥材的發現以及對於疾病的了解愈深，使用單一藥材已無法應付日常所需，才漸漸發展出藥材搭配的方式。中藥的配伍不但大大擴展了藥物的使用範圍，也提

高了藥材使用時的安全性與治療效果。

藥對

　　所謂的藥對，指的是經常倆倆一起使用的藥材。使用藥對不僅能夠增強藥物的療效（中醫稱為「相須」，例如用石膏搭配知母，可以增強清熱瀉火的效果），有時候也能夠用來提高主要藥物的作用（中醫稱為「相使」，例如用黃耆搭配茯苓，黃耆能夠增強茯苓健脾利水的功效）。中醫師有時也會透過搭配，減輕藥材的副作用，例如生薑可以用來減輕生半夏所產生的嘔吐或腹瀉等副作用。

君臣佐使

　　隨著古人累積愈來愈多藥對的搭配經驗，這些經驗就成了方劑藥材組成的基礎，而形成更複雜的「君臣佐使」。一帖完整的中藥方劑就彷彿古代軍隊作戰時的戰術與方陣，大將（君藥）負責直搗黃龍，攻克最重要的城廓，然而途中可能會殺出一些小勢力的干擾，因此這時則要透過校尉（臣藥、佐藥）的協助，以發揮主要軍隊的最大戰力，而使藥則像是後勤補給的角色，讓前線作戰的將士無後顧之憂。

- 君藥：方劑中對於主證有著主要治療作用的藥物。
- 臣藥：用來輔助君藥，加強其效果的藥物，或者是對

兼證有治療效果的藥物。

- 佐藥：配合君、臣藥以加強效果，或者能用來減輕君、臣藥副作用的藥物。
- 使藥：指能夠用來引領其他藥物達到病位，或具有調和方劑中各藥物的藥材。

　　舉例來說，益氣健脾的四君子湯是一帖常用來治療脾虛、容易拉肚子的病人的藥方，從它的組成——人參、白朮、茯苓與炙甘草——就能明確看到各種藥材在這帖方劑裡的角色。其中，君藥非人參莫屬！因為人參有大補元氣的效果，能夠切入病人的主證（脾氣虛），白朮則為臣藥，與人參搭配可以提升脾胃運化的作用，茯苓則可以跟白朮互相配合，作為佐藥，達到健脾燥祛濕的目的（脾氣虛的人易生痰濕），最後炙甘草則為使藥，除了益氣之外也用於調和諸藥。

　　說了這麼多，你是不是對中醫處方的藥材配伍又多一分了解了呢？事實上，中藥的配伍是一門很深的學問，透過使用不同的配伍能轉換不同的治療方向，例如桂枝與麻黃配伍時，主要具有發汗解表的效果，但若將桂枝與茯苓搭配，則發揮其溫陽化氣、利水的作用。因此，如果民眾因為擔心方劑裡某些藥材的副作用，而擅自把其中的藥材拿掉，反而可能會有影響藥效的疑慮。總而言之，所長希望

能透過這一點篇幅讓大家多多了解中醫師開立處方時的邏輯，而如果服藥前後有遇到疑問，相信主動詢問醫師會是更好的方式！

中醫「藥」知道

就算已經看了這本書前面提到的各種中醫知識，但對於那些從來沒有嘗試過中醫療法、沒有吃過中藥的人來說，應該還是會對中藥有很多好奇吧！所以，所長這裡就選出幾個大家最常私訊我們的問題，像是水藥和科學中藥有差嗎，該怎麼選，吃了中藥後需要注意什麼等，希望可以一次幫大家解惑。

水藥、科學中藥哪個好？

就像西藥有藥水、藥粉、藥丸、藥膏等不同種類的劑型，中醫師也能根據不同的用藥需求，開出不同劑型的中藥給病人，其中常見的劑型包括水藥和科學中藥。

水藥是將藥材清洗、浸泡後，放進通常為陶瓷材質的煎藥壺裡（例如一般家用的「啞巴媳婦」），煎煮數小時而得的黑色藥湯。因為是直接將藥材煎煮成藥湯，在藥材的選用上相對靈活，醫師可以選擇的藥物種類也比較多，所以在面對病情複雜的病人時，水藥通常會是個比較好的選擇。[1]但是如果你有喝過水藥，應該也對水藥的麻煩之處心有戚戚焉，

因為不論是藥材清洗、浸泡，還是煎煮的過程，都有許多細節需要留意，不同的藥材也有不同的煎煮方式，因此很需要仰賴有經驗的中醫師或中藥鋪老闆指點。除此之外，水藥的另一個缺點是費用並不便宜，一個星期的藥費多半就要千元以上，所以對於忙碌的現代人而言，方便又相對便宜的科學中藥提供了另外一個替代選項。

不同於傳統的水藥，近代發明的科學中藥是將藥材透過一連串標準流程篩選、清洗、煎煮，最後將藥汁與澱粉或纖維素等賦形劑混合所做成的褐色粉末（所以說，科學中藥不是把中藥材直接磨粉，雖然所長我小時候一直這樣以為，哈哈）。即使藥汁中的有效成分濃度會被澱粉或纖維素稀釋，使得科學中藥的效果可能會比水藥更弱一些，但這並不代表科學中藥是吃心酸的！事實上，只要用藥方向正確，用科學中藥來治療一般的感冒或是其他不太複雜的疾病，效果也可以很快、很顯著。而且經過 GMP 認證的藥廠生產出來的科學中藥還有很多優點，不僅製造過程會有多道檢驗程序，確保重金屬含量在安全範圍內，標準流程下製造出來的藥粉品質也會更統一，讓臨床的醫師在劑量的拿捏上更有把握。同樣重要的是，方便的科學中藥比較能夠符合我們現代人的生活習慣。

1　現在有些診所也會提供煎煮水藥的服務，所以如果民眾有服用水藥的需求，先諮詢合格的中醫師會更有保障喲！

由上述看來，水藥和科學中藥都各有優缺點，但到底是平價便宜的產品吸引人，還是高貴奢華的產品令人嚮往呢？（Joeman口吻）當然，在經濟狀況許可下，我們只需要聽從醫師給的建議服用適合自己的劑型即可。不過倘若預算有限，所長則會建議遇上重大或是複雜難纏的疾病可以考慮選擇水藥治療，等狀況穩定後再選擇科學中藥長期調理，而一般的感冒或其他疾病可以選擇方便又便宜的科學中藥，畢竟科學中藥配合針灸的確就可以處理大部分的疾病。

為什麼吃中藥禁忌一大堆？

　　如果你去看過中醫，是不是也覺得中醫老是耳提面命差不多的事情？像是西瓜不要吃！菜頭不要吃！辣炸冰甜通通不准吃！這時的你可能會覺得心情很差，身體不舒服就已經很可憐了，還要被限制東限制西，甚至有的中醫師還會給病人一張密密麻麻的飲食宜忌表。但是（搜哩！這裡用了這個不祥的連接詞），所長還是要告訴大家：「沒錯，治療期間的確必須克制飲食，否則有可能會降低藥效。」但是（又來了！），我們也能理解大家的心情，所以以下將簡單介紹不能吃的食物有哪幾類，並且解釋其中的原因，這樣一來，大家應該就可以比較甘願了吧！（才怪！）

- **偏性明顯的食物**：可能有很多人不明白該怎麼區別食物的屬性，但其實食物的偏性經常存在於我們的生活經驗中，像是給人辛辣、發熱感的辣椒、胡椒，以及如果天氣冷，就常會想揪團去吃的薑母鴨和羊肉爐，就是性溫的食物；而消暑、冰涼的西瓜，則是性寒的食物。

  但偏性明顯的食物對治療會有什麼影響呢？舉個例子，假設今天有個病人因為熱性感冒而去看中醫，中醫師因此開給他涼性的藥材，他卻肆無忌憚地吃了一頓麻辣鍋，一涼一熱下來，藥物的效果可能就會被抵銷。所以大家還是盡量在能感受的範圍去分析某些食物是不是有強烈的偏性，在服用中藥期間乖乖地避免食用比較好喔。

- **難消化食物**：中醫認為「脾胃是後天之本」，因此治療各種疾病，甚至是調理身體或減肥時，調理脾胃是基礎。在這個前提下，醫師當然會希望大家可以好好對待自己的脾胃，所以高油脂食物（例如炸雞、燒烤、麵包）或是糯米等，在服藥期間都要忌口，平時最好也不要太常吃。

- **甜食**（包括水果）：甜食味屬甘，中醫說「甘者入脾胃而生痰」，所以服藥期間還是少吃一點甜食為妙。有些水果則除了甜度頗高之外，也可能因為性質偏寒而影響

到藥效，所以建議大家可以在諮詢過醫師後，再挑選合適的水果來吃。

- **濃茶**：茶類中的鞣酸會影響中藥有效成分的吸收，所以在用藥期間也須避免飲茶。

依照以上簡易的四個方向來遵守，可以讓治療過程更加順利，但如果真的很難克制口欲，也請淺嚐即止，否則病程可能會拉得很長或是反覆發作喔！

中藥為什麼這麼「難吃」？

你是不是也抱怨過中醫師開給你的中藥好難吃？明明中藥裡有那麼多甘甜好吃的藥材，甚至有許多都可以做成美味的藥膳，但為什麼生病時吃的藥就總是都不好吃呢？事實上，這和中藥的性味有關。我們在前面的章節提過，中藥材的分類除了寒、熱、溫、涼四種藥性之外，還有酸、苦、甘、辛、鹹五種性味。這五種性味除了分別可以將藥引入肝、心、脾、肺、腎，還會因為不同的性味而有不同的作用，例如「酸」的藥材有收澀的效用，簡單來說可以用在腹瀉、遺精、頻尿等症狀上，而「苦」的藥材，像是眾人耳熟能詳的黃連，就常被用來達到退火氣的效果。生病時，人體的機能已處於不平衡的狀態，因此通常需要性味比較

明顯的藥材來恢復平衡，而性味較平和的中藥材（或許比較好吃）這時可能剛好不對證，對疾病症狀的改善無能為力，因此中醫師只能選擇對你最好的藥材。所以即便中藥的味道有時真的五味雜陳到讓人難以下嚥，但與其抱著抗拒害怕的心情吃藥，倒不如轉換心情，因為這些滋味都將協助你回到更健康的狀態。

有病治病，沒病補身？

也許是從小媽媽和阿嬤燉煮的四物湯、四神湯，以及滷味裡面飄出的中藥香，讓許多人誤以為所有中藥材都是吃了有病治病，沒病補身。但其實買錯藥、吃錯藥、配錯藥都是會吃出問題的，若是出錯卻沒有立即發現，長期下來可能會造成嚴重的後果。以下所長就依序來跟大家介紹三個最常見的中醫用藥 NG 現象。

NG1 買錯藥

一般民眾購得中藥的管道不外乎是至中醫診所看診後取得，或是到婆婆媽媽熟門熟路的中藥房購買。前者因為有醫師的專業把關，因此比較能獲得安全且有效的中藥，但如果是拿著處方箋到中藥房抓藥，我們要怎麼知道得手的藥品能夠安心吃下肚呢？

由於中藥在種植培育的過程中，有各種因素可能導致藥材含有過量的重金屬，所以如果買到的藥材沒有經過正常程序檢驗，就有可能因為吃下過多的重金屬而不自知，導致日後有傷腎的隱憂。為了確保民眾選購中藥的安全，衛

生署和各縣市的衛生局都有頒布中合格販售的證明，例如行政院衛生署核准合法中藥商，或是衛生局的販賣業藥商許可執照，民眾只要在符合法規的中藥房選購，就能多一分保障。

　　不過所長只建議大家在購買藥食兩用的藥材時，才自己到藥房抓藥，而治療疾病方面的用藥，則必須請教專業的中醫師給予用藥方針。除了借助醫師的專業之外，民眾若想更了解藥品的細節資訊，可以上「衛服部中醫藥司」網站的「中藥藥品許可證系統」[1]輸入藥品外包裝的許可證字號後查詢。

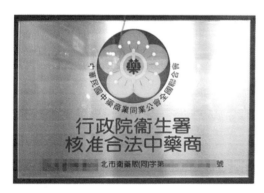 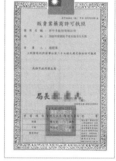

圖 3-3-1　衛生署核准合法中藥商證明　　　　圖 3-3-2　衛生局藥商許可執照

1　https://service.mohw.gov.tw/DOCMAP/CusSite/TCMLQueryForm.
　aspx?mode=1。只要輸入藥品包裝上標示的許可字號就可以查到該藥品的細節資訊。

除此之外，大家對各路資訊也要再三留心。許多地下電臺、媒體平臺都有可能用浮誇的廣告說服民眾購買來路不明的保健食品。不管大家購買漢方保健食品是為了養生、減肥還是壯陽，前往中醫診所諮詢專業的中醫，肯定會比透過其他五花八門的管道購買昂貴且成分來路不明的藥丸更有效、安全。請大家務必當個理智的消費者啊！

NG2　吃錯藥

在眾多中藥材之中，有許多藥品的長相可說是極度相似。所長還在學校讀中醫時，系上有一門必修課「中藥炮製學」，除了教導應該用哪些加工程序才會讓藥材發揮該有的藥性之外，還會介紹各種容易被混淆的藥材，讓當初在考藥材辨識考試時，每個同學都一個頭兩個大。正因如此，當兩種藥品的身價有所落差，就會有不肖業者拿廉價的偽品來販售，例如：番紅花（正品）與紅花兩者在價格上就有很大的差異。另一種狀況則是，有的藥品會因為不同時空而有同名異物或同物異名的情形，如常聽到的牛膝，實際上還有懷牛膝、川牛膝以及味牛膝的差別，除了它們分別來自不同科屬外，功效上也有所不同，這時如果沒有具備專業知識，就很容易拿到錯誤的藥材。萬一吃錯藥，療效不彰還好，最怕的是因為藥性不同而耽誤病情，甚至使病情惡

化。所以還是請專業的中醫師把關，才會最安全有效！

NG3　配錯藥

除了不要亂買藥材來燉煮之外，我們也不應該對包裝成保健食品的商品掉以輕心。因為藥品或保健食品的成分之間可能會發生交互作用，如果沒有考慮到這點同時服用，就有可能產生藥效過強、減弱或其他不良反應。舉例來說，紅麴是相當熱門的降血脂保健品，但對於有在服用降血脂西藥的人來說，合併使用可能會造成不良影響；服用抗凝血藥的人若同時配合銀杏，可能會使出血的狀況加劇；服用抗生素的人則要注意鈣質成分高的藥材，以免妨礙藥物吸收。所以大家在看診時，請務必主動告知醫師目前的用藥喔！

中藥真的很溫和嗎？

先說答案：就算是通過衛福部核可的藥材，也不等於藥性溫和可以隨意服用，舉例而言，巴豆是中藥材中出名的藥性猛烈，不僅孕婦禁止使用，連一般人服用過量都會發生腹瀉，嚴重則會致命，所以用藥安全的問題希望大家都可以認真看待。但是，我們倒也不用過度擔心，若是身為

一般人（不是運動員，因運動員有禁藥問題）且配合合格中醫師的醫囑，就可以放心服用由醫師調配好的藥物。

每種中藥都有其獨特的藥性，治療疾病的關鍵就在於判斷病人的狀況，並且分辨其適合的藥物。只有正確對證的用藥，對病人而言才是最安全的，這也是為什麼我們雖然推廣中醫，卻不建議大家自己自行診斷拿藥啦！

⧖ 重點整理

- 不購買來路不明的藥材和保健食品。
- 前往診所看診，不要自行抓藥治病。
- 購買料理用藥材時選擇合格的中藥房。
- 看診時主動告知目前服用的藥物。
- 中藥也有藥性強烈的藥材，不要小看胡亂服用。

中醫養生不簡單

　　由於現代人對健康愈來愈重視，使得近年來民眾對於飲食和運動的興趣也逐漸增加，甚至開始流行不同的飲食模式，相信大家多少應該也都聽過像是「排毒瘦身」、「增肌減脂」等養生健體觀念。但從中醫觀點來看，這些令人眼花撩亂的方法真的都對我們的健康有幫助嗎？我們又應該怎麼選擇適合自己的方法呢？

養生其實是一整個中醫學！

　　說到中醫的養生原則，你想到的也是冬令要進補，夏令要退火嗎？不管你有沒有意識到，我們習以為常的生活習慣與從媒體接收到的訊息，都已經一點一滴形塑了我們對於中醫養生的印象。然而這些看似沒什麼問題的觀念，其實很多都是過度簡化後的結果，中醫養生並沒有一體適用的方法，我們無法只透過一種養生茶或運動，就期待它能解決所有人的疑難雜症，因為即使症狀或是診斷（這裡指現代醫學的診斷病名）都相同，從中醫觀點來看，疾病背後的原因

也可能天差地遠，而想要了解原因，我們就得先了解中醫觀點中的人體生理機能是如何運作的。

陰陽平衡才健康

中醫看待人體時，強調的是陰陽的動態平衡，就像天平的兩端，當一邊變重了，我們可以藉由增加另一邊的重量或是減輕變重的那一側，恢復原本的平衡狀態。但人體其實更為複雜，中醫將人體的生理機能以五臟六腑來概括，也就使得人體的運作不僅是線性的天平，而是一個循環無端的圓。在這個循環的圓裡，陰陽兩者之間的關係不僅互相對立，也是互相依存的。有陰才有陽，有陽才有陰。

更進一步來說，陰陽的平衡、生成與轉動還必須仰賴我們的飲食和作息。《內經・靈樞・營衛生會》就提到：「人受氣于穀，穀入于胃，以傳與肺，五臟六腑，皆以受氣，其清者為營，濁者為衛，營在脈中，衛在脈外，營週不休，五十而復大會，陰陽相貫，如環無端，衛氣行于陰二十五度，行于陽二十五度，分為晝夜，故氣至陽而起，至陰而止。」也就是說，我們吃什麼、什麼時候吃、消化功能是否正常，以及其他生活作息是不是規律，都會影響人體的陰陽，進而影響到健康。

回想一下去看中醫的時候，你應該很常聽到醫師苦口婆

心地叮嚀「作息要規律」，對吧！但你有乖乖遵守嗎？我想現代人大多是夜貓子，一定聽不進去（我自己多年前也曾下定決心要早睡，但從沒成功過）。養生的捷徑不是吃藥或吃保健食品，而是檢視自己的日常作息，看看自己還有哪些壞習慣可以改進。所長身邊就不乏朋友發覺自己在當兵時，之前有的困擾（蕁麻疹、過敏性鼻炎）都不見了。現代醫學發現生物的晝夜節律，正常人體皮質醇分泌的高峰是每天早上八點左右，皮質醇能讓我們精力充沛，迎接一天的挑戰，如同中醫所說的「陽」在每天到達高峰（也就是身體機能表現最旺盛時）後也會逐漸下降，使我們在夜晚時能順其自然地休息、入睡、蓄積能量。然而這些內分泌與我們的五臟六腑機能息息相關，如果我們長期強迫原本該休息的胃去消化你買來的宵夜鹽酥雞，或是硬要肝陪你晚睡，他們在正常時間的功能就會漸漸受到影響，於是中醫所說的氣滯、血虛、血瘀或痰濕等病理現象，當然就會來找你報到囉。

順應四時的養生觀——
春夏養陽，秋冬養陰

中醫認為，疾病的由來除了與身體本身的臟腑機能（即「內傷」）有關之外，也強調我們與環境變化之間的關係，也就是我們在前面許多篇章中提到的「外邪」。如果身體的正氣

充足，我們其實不會受到淫的威脅，但當我們的抗病能力下降，便會讓他們有可乘之機，甚至潛伏於體內，伺機而動。例如你或許曾經在清明節前後那種潮濕悶熱的天氣裡，發現自己容易覺得腦袋昏昏沉沉、常拉肚子，其實這就是外邪中的「暑濕」在作怪。因為「濕」具有重濁、黏滯的特性，能夠阻滯全身的氣血循環，造成食欲下降、頭昏腦脹、大便黏，甚至是胸悶、皮膚問題等。

　　為了因應四季變化的規律，《內經》簡單總結出「春夏養陽，秋冬養陰」的原則，告訴我們應該如此順應自然時節的變化，類似的概念甚至在《景岳全書》中說得更詳細：「人應春溫之氣以養肝，以夏熱之氣以養心，以長夏之氣以養脾，以秋涼之氣以養肺，以冬藏之氣以養腎。」這些都源自於古人對自然界的觀察。我們可以從中發現中醫看待人體比起像看待動物，更像看待植物：春天時，萬物從寒冬中甦醒萌芽，生發之氣源源不絕，肝的疏泄作用正與其不謀而合，肝氣疏泄調達才能使氣血流轉全身，五臟六腑都需藉此正常運作；到了冬天，萬物蟄伏，是準備歇息、儲備能量的時候，這時就不適合時常在外面從事較劇烈的活動，否則容易感寒或者讓寒邪趁勢伏藏於體內。

夏天退火，冬天進補，哪裡錯了？

每到炎炎夏日，你是不是也喜歡向路邊的小攤販買一瓶冰冰涼涼的青草茶消暑，或是每到冬天，就常和三五好友一起去吃薑母鴨、羊肉爐？但是，並不是每個人都適合這麼做，亂補亂退火可能讓你我惹禍上身！

因為每個人的體質都不同，有的人屬於虛寒或實寒，有的則是虛熱或是實熱，所以每個人適合的養生方式並不一樣。以常見的青草茶為例，許多人應該都聽過青草茶可以退火氣，但是所長還是不建議大家「長期」把青草茶當作飲料來喝，也不希望大家對青草茶抱有「只要經常飲用，就能強健身體」的錯覺。因為雖然青草茶通常是由許多藥性比較平和的藥材熬煮而成，但在「退火」之前（在中醫的術語中其實是「清熱瀉火」），還必須先搞清楚我們要清的到底是虛熱還是實熱。如果屬於虛熱性的體質，其實就不太適合飲用清實熱的青草茶，因為虛熱的本質是由於肝腎陰不足導致虛火內生，而有午後煩熱、盜汗等症狀表現。另外，如果患者是屬於醫家李東垣所說的「氣虛生熱」，主要是因為脾氣虛而陽氣內鬱，導致燥熱的表現，多會夾雜消化功能減退、易疲倦等症狀，此時如果又喝下偏寒性的青草茶，非但沒清到熱，反而會因此生一肚子火，因此還是建議大家多問問醫師，免得傷身呀！

健身、健康飲食的養生新觀念
眞的適合每個人嗎？

　　很多人都遇過以下情境：持續努力運動想要瘦身，卻在維持運動習慣一陣子後發現瘦身效果不太好，精神狀況也沒有因此提升，也有些人運動後反而容易身體不舒服或生病，初期戰鬥力十足安排的運動課表也只能先暫緩，接著減肥瘦身的計畫又只好延宕……。這到底怎麼回事？有類似經驗的人，先不要責怪自己飲食不節制或是運動不夠努力！因為有極大的可能是選擇的運動方式並不適合自己！這類型體質的人可能會經常抱怨自己食量不大，卻連喝水也會胖，而從中醫的觀點來看，可能就是屬於「脾腎兩虛」的證型──身體無法有效地將吃下的食物轉化成供我們使用的「水穀精微」，於是形成濕、痰等病理產物。這時候如果又過度運動，勢必會因此消耗腎氣，進一步拖累消化功能，反而愈減愈肥。因此比較好的做法是先配合中醫治療，調整好身體狀態後再漸進地加入運動，效果才會顯著。需要額外提醒的是，這類患者也不適合服用大量的麻黃類的藥材，雖然以提升基礎代謝率的方式來減重可能在短時間內看得到效果，長期而言卻會有害身體健康。

　　再來談談健康飲食。這幾年我們常能在網路上看到歐美

明星吃著擺盤華麗的果昔碗或優格果汁當早餐，但這種飲食法其實並不適合每個人。由於保存與方便食用的關係，這些水果與優格往往需要冷藏甚至冷凍，造成食物本身的溫度較低，進而可能影響到脾胃本來就偏虛寒的人的消化吸收效率。如果真的有喝芹菜汁或是有吃果昔碗的習慣，所長建議大家可以偶爾切一小塊生薑和水果一起打成汁，生薑辛溫的性質具有和中降逆（調理脾胃、止嘔）的效果，如此一來就可以平衡長期食用這些偏「冷」食物的影響。近年來，歐美國家的飲食已深深改變我們對食物的喜好，雖然適度地修正了我們原本使用大量調味品的習慣，但如果全盤地接收，會使我們忽略了東方人的體質與西方人有著本質上的差異，長期下來可能會與原本所追求的健康反其道而行。

PART —— 4

中醫也很潮

毛小孩也能看中醫？

　　家裡有毛小孩的讀者有聽過「中獸醫」嗎？你知道家裡的寶貝生病時，也可以吃中藥或是用針灸治療嗎？只是你要找的不是中醫師，而是擁有國際獸醫針灸師證照的獸醫師。雖然臺灣的中獸醫還不普遍，但已經有一些專門或較大型的診所提供這樣的整合醫療。如果你也對「毛小孩要怎麼看中醫？」這個問題有興趣，就讓我們一起看下去吧！

中獸醫是什麼？

　　古人也養動物，雖然可能不會像現代人一樣，親暱地稱牠們是「毛小孩」，但總有動物生病，需要治療的時候，不管是幫忙耕作、提供毛料和乳汁的牛羊，或是協助搬運、打仗的馬匹。在歷史上相當重要的獸醫學著作──明朝的《元亨療馬集》中──就有提到，如果馬兒因為年老、久露風霜或是長期因天氣影響而讓濕氣透入肌肉，傳入脾經，導致脈摸起來沉遲無力，耳鼻摸起來冷冷的，腹部聲響如雷，常久臥，這時可以給予性味辛甘的藥材，配合蔥酒讓馬兒服下。這樣的概念和中醫使用辛甘的藥材治療遭受風

寒的病人，有異曲同工之妙。

　　就像中醫提供有別於西醫的另一種治療角度，中獸醫也是在現代獸醫學的基礎上，例如步態與身體檢查、抽血檢驗……，再加上把脈、舌診等，融合了傳統中醫陰陽五行生剋與經絡的概念為毛小孩進行診斷與治療。但和人類不同的是，動物針灸的穴位與人體有些許差異。每種動物都有各自適合把脈的部位，以常見的貓狗來說，一般是以後腿內側根部的血管來判斷八綱（陰陽表裡寒熱虛實），建立主要的治療方向，例如屬虛證的情況下，用藥以偏溫補為主；如果是實證，則可能要以瀉為主。除此之外，藥物的劑量也需要配合動物的體型調整。各位爸媽可能會擔心寶貝不喜歡吃中藥，但是，嘿嘿！說不定你家的寶貝還沒有你挑食喔！據說有些毛小孩其實很願意吃中藥，甚至直接放在湯匙上就會自動把它舔光。不過，如果你家的寶貝不願意吃，也有中藥膠囊的方式可以選擇，讓毛小孩不用懼怕中藥味，也方便爸爸媽媽餵藥。

哪些情況適合找中獸醫？

　　其實大部分的情況都可以找中獸醫，因為在臺灣，不論是中獸醫師還是一般獸醫師，所接受的獸醫專業訓練都是一樣的，差異是在於中獸醫會在獸醫師訓練和考試後，繼

續進修中醫的學理、用藥與針灸。[1]因此就算毛小孩的情況有急迫性，中獸醫也能夠選擇最適合的方式治療。

一般而言，肌肉、骨骼、神經等方面的問題，像是關節變形與退化、行動不方便、癱瘓等，針灸治療的效果都不錯，另外像是一些免疫系統疾病或是慢性病，如異位性皮膚炎、過度舔毛等，也都滿適合加入中獸醫的治療。換句話說，如果西醫用藥頂多只能控制疾病惡化，就能夠嘗試用中醫介入。有的診所甚至也有開設動物的腫瘤門診，並且讓中醫加入，這就類似目前人類的癌症治療，也常常用中醫治療化、放療後的副作用，改善生活品質。

---

1 所長小提醒：所以如果是對中獸醫這個行業有興趣，想要以此為志業的讀者們，要注意目前的法規是「獸醫」才能執行中獸醫的業務，所以不要選錯科系啦！

中醫現在夯什麼？

　　以往談到中醫，總是會有人認為「中醫就是不科學」、「中醫就是過時的學問」等，但如今中醫領域的能人一直努力將中醫的各種診斷方式、治療手段，朝更精準的方向推進，也因此有許多儀器相繼問世，例如經絡儀、舌診儀、脈診儀等。不過在臨床實用性來說，並不是每一種發明都能順利用在看診治療上，這邊就跟大家分享在臨床上最有機會見到的兩種先進設備：雷射針灸以及脈診儀。

怕痛人的福音──雷射針灸

　　你有針灸的經驗嗎？你是覺得針灸的痛感還可以接受，甚至覺得那種痠脹感痠爽痠爽的，還是你很怕痛所以非常畏懼針灸（沒關係所長懂你，因為我也超怕）？幸好，中醫界的前輩們早早就注意到這個情況，所以發展出無痛的雷射針灸療法，很適合跟所長一樣怕痛的朋友和年紀比較小的小孩。

　　雷射針灸是利用雷射光束，以特定能量和頻率照射在穴位上，根據研究[1、2]顯示，雷射針灸有調節內分泌、抗發炎

和促進循環的效果，經常用來治療肌肉骨骼和軟組織損傷、慢性潰瘍，也可用於治療帶狀皰疹、坐骨神經痛、過敏、失眠等。因為雷射針灸屬於非侵入性的治療，病人不會看到醫師拿著針灸針在自己身上捻轉或提拉，所以大大減輕了病人的心理負擔，也因為過程中幾乎沒有痛感，因此可

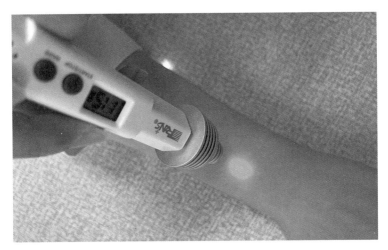

圖4-2-1　雷射針灸

1　Chon TY, Mallory MJ, Yang J, Bublitz SE, Do A, Dorsher PT. Laser Acupuncture: A Concise Review. Med Acupunct. 2019 Jun 1;31(3):164-168. doi: 10.1089/acu.2019.1343. Epub 2019 Jun 17. PMID: 31297170; PMCID: PMC6604908.

2　Bjordal JM, Lopes-Martins RAB, Joensen J, Iversen VV. The anti-inflammatory mechanism of low level laser therapy and its relevance for clinical use in physiotherapy. Physical Ther Rev. 2010;15(4):286-293

說是害怕針灸者的一大福音。所長自己就曾經體驗過雷射針灸，對我來說，雷射針灸少了針灸針破皮的輕微痛感，同時又能讓我感受到針灸時產生的痠脹感，相當奇妙，而且因為這種痠脹感能夠放鬆原本原本疲勞的部位，所以有的長輩們甚至非常喜歡呢！

　　至於雷射針灸的效果如何，許多學者也做過不少研究。[3]結果發現，持續接受雷射針灸治療能幫助改善肌肉、骨骼的疼痛，也有助於恢復結構的功能性，而且長期治療的效果比起短期效果更明顯，但前提是施作的雷射光要有足夠的能量強度才行。近年來，關於雷射針灸的研究逐漸增加，相信隨著愈來愈多的研究發現，能夠讓臨床的醫師更精準地掌握雷射針灸的使用劑量和使用情境。

3 Dina Law, Suzanne McDonough, Chris Bleakley, George David Baxter, Steve Tumilty, Laser Acupuncture for Treating Musculoskeletal Pain: A Systematic Review with Meta-analysis, Journal of Acupuncture and Meridian Studies, Volume 8, Issue 1, 2015, Pages 2-16, ISSN 2005-2901, https://doi.org/10.1016/j.jams.2014.06.015

傳統把脈與脈診儀

中醫把脈把什麼？

經驗豐富的中醫師在摸摸手腕脈搏後，就能知道病人哪裡長了腫瘤、心臟功能有問題、有無懷孕，甚至連胎兒性別都可以知道，這麼神奇的脈診是不是也讓你很想一探究竟呢？

把脈在四診中屬於切診，是中醫師診斷疾病的重要工具之一。乍看之下，把脈是將三根指頭搭在手腕上，感受脈管的跳動，但是脈象透漏的資訊可能比你想的還要多。當手指放在脈搏上時，中醫師可以從「位、數、形、勢」四個面向獲得重要資訊，包括脈的位置深淺（位），快慢（數），形狀、軟硬度、大小（形），力道、旺盛或細弱（勢），以及血管是否充盈、血流是否流暢等。《重訂診家直訣》中就有這麼一段說明位數形勢的文字。

《重訂診家直訣》：「位數形勢者，正脈之提綱也。位即三部九候也。或在寸，或在尺，或在浮，或在沉。數以紀其多寡也，數與滑促，其數皆多；遲與濇結，其數皆少。即屋漏、雀啄、蝦游、魚翔，舉該於數之類也。至於形勢，分見互見，各有妙蘊。挺互於指下而靜者，形也，血之

端倪也。起伏於指下而動者，勢也，氣之徵兆也。」

　　除此之外，許多古書也分別對各種不同的脈象盡可能地具體描述，像是形容澀脈是「細遲短澀往來難」，對浮脈的形容則是「舉之有餘，按之不足」、「如微風吹鳥背上毛」[4]，或者又說「泛泛在上，如水漂木」。[5]但別說各位讀者看不懂了，就連所長在學習過程初期也很難確切了解這些字句所說的感受，這也因此讓脈學在很多人心目中變成一門特別神祕的學問。

脈診儀

　　然而，聽起來很玄的脈診如今也漸漸走向科學化。一九八八年，王唯工教授開發出第一臺脈診儀，透過記錄手腕橈動脈的脈波並將其轉換為數據，從此中醫師終於有更客觀的方式描述病人脈象的情況。而且除了把脈，也有研究[6]發現，採取類似的方式記錄手腕的脈象並經過運算轉換成頻譜訊號後，可以像心電圖一樣，看出心律不整的程度。

---

4 《瀕湖脈學》中提到，浮脈「如微風吹鳥背上毛，厭厭聶聶，如循榆莢」。
5 《瀕湖脈學》也說，「浮脈法天，輕手可得，泛泛在上，如水漂木」。
6 蕭., Hsiao, C., 徐., & Hsu, L. (2012). 簡易式中醫把脈儀之設計製作及其訊號分析. http://hdl.handle.net/11536/42481.

但這也不代表脈診儀能完全取代傳統的脈診。因為傳統中醫把脈仰賴的是醫師主觀的感受、判斷及經驗，除了觀察脈象，中醫師還能透過手指的觸覺順勢評估患者皮膚的光澤感、黏滯感，以及許多細微的變化，所以對於熟悉該名患者的醫師來說，傳統把脈能得到的資訊反而比脈診儀上的各項數據更全面、更能評估病人當下的狀況。目前已有不少醫學家投入脈診研究，相信在不久的將來，結合醫師的主觀經驗和儀器的客觀數據，能讓中醫脈診往正確性更高的方向邁進。

什麼！
中醫反對重訓嗎？

　　在歐美健身風潮和韓國歐爸歐膩的腹肌席捲臺灣以前，所長身邊的女性朋友（包括我）追求身材的目標只有一個，那就是「瘦」。但這幾年來，大家對身材及健康追求的標準變得更高了，就算沒有事業線，至少也要有人魚線、川字線才是真正擁有好身材，健身也因此變成許多追求健康的人趨之若鶩的運動項目，就連我身邊那群本來不愛運動的姐妹（對，依舊包括我），都紛紛報名了健身房或是養成其他運動習慣。全民開始運動當然是好事，但是如果以中醫角度來看這些現象，會不會發現其實當中暗藏著健康的陷阱呢？

中醫反對重訓嗎？

　　你有聽過中醫不認同重訓的說法嗎？就算沒有，你心目中典型的老中醫是不是都長得一副慈眉善目、仙風道骨的樣子，即使不是瘦骨嶙峋，也和肌肉猛男的形象有很大一段距離。為什麼呢？難道中醫反對重訓嗎？在說結論以前，

我們先來談談五勞七傷。

五勞與七傷

《黃帝內經》裡曾提到，「五勞所傷，久視傷血，久臥傷氣，久坐傷肉，久立傷骨，久行傷筋，此五久勞所病也。」這裡因為很重要所以說五次的「久」，就是造成人體勞損的關鍵。在現代人的日常生活中，處處可以看見符合《內經》描述的例子，像是久坐辦公的族群經常會腰背肩頸痠痛，或是早上睡醒後，因為夜間睡姿不良而「落枕」產生的疼痛，都是因為長時間維持姿勢造成肌肉的疲勞導致的損傷。按照這個邏輯，我們就可以舉一反三，了解到若是錯誤的健身方式長期一再重複，那麼發生傷害就是必然的了。

至於七傷是什麼呢？《諸病源候論》描述七傷時，其中一段曾寫道：「強力舉重，久坐濕地傷腎，腎傷，少精，腰背痛，厥逆下冷。」[1] 雖然這句話提到強力舉重會造成傷腎、腰背痛，但重點在「強力」，以現在運動醫學的說法來說，即勉強舉起超過自己能夠負荷的重量就會容易造成運動傷害。

---

1 《諸病源候論》：「七傷者，...，一曰大飽傷脾，脾傷，善噫，欲臥，面黃。二曰大怒氣逆傷肝，肝傷，少血目暗。三曰強力舉重，久坐濕地傷腎，腎傷，少精，腰背痛，厥逆下冷。四曰形寒寒飲傷肺，肺傷，少氣，咳嗽鼻鳴。五曰憂愁思慮傷心，心傷，苦驚，喜忘善怒。六曰風雨寒暑傷形，形傷，發膚枯夭。七曰大恐懼，不節傷志，志傷，恍惚不樂。」

從上面「五勞七傷」的例子，你應該已經可以窺測中醫為什麼對於重訓不是舉雙手贊成。其立基點主要是建立在如果用錯誤的心態和方式，就非常可能會讓身體不但沒有往健美的路上走，反而遍體鱗傷。那我們該如何避免不當運動帶來的運動傷害呢？所長在以下整理出幾點讓大家參考。

健身又健康，該怎麼做？

- **循序漸進很重要**：從上述可知，中醫反對的是過度負擔超出自己能力的重量，所以剛接觸重量訓練時，可以先以徒手或是小重量的負重開始。此外，運動的頻率也很重要，許多人會為了快點看到成效，而立下「三個月內瘦下○○公斤」的目標。但若是為了求快心切而突然拉高運動頻率，等於是讓身體缺乏修復的時間，這反而會讓你虛耗大量的精氣，而容易感冒或因為訓練而受傷，效果也不見得會盡如人意。所以，循序漸進，慢慢增加頻率與強度對於運動者來說都非常重要。
- **尋求專業資源**：與其模仿健身網紅的動作來健身，倒不如諮詢專業教練，建立正確的動作。此外，如果在訓練過程中遇到任何狀況，像是感冒、疲勞或是肌肉痠痛等問題，也都可以找信任的中醫師，告知醫師目前的訓練狀況，以便輔助醫師開立處方調理。

- **選擇適合自己的運動項目：**因為每個人的目的和身體條件都不同，所以在選擇運動項目時，應該以適合自己為原則。例如體重過重的人，剛開始運動就不建議選擇跑步，因為這麼做容易造成膝蓋負擔，也容易因為挫折感過強而讓你難以堅持下去。

在中醫的觀念裡，人體應該要處在平衡、自然、中庸的狀態，這或許和目前社群媒體鼓吹積極運動管理身材的風氣不太一樣，但在追求體態的同時，所長仍然希望大家可以慢下腳步，檢視自己的心態是否「健康」。除了建立起正確的知識外，也應該更接受自己的外貌和體態，且用更放鬆的心態去運動，才能讓健身及健心的效果事半功倍，畢竟養生是要一輩子實踐的功課，希望大家不要因為年輕時追求體態，反而造成老年時的傷。

所長，我想當中醫！

在經營中醫四物所期間，所長除了經常和網友們分享中醫相關的話題，也很常收到對中醫有興趣的莘莘學子們對於如何才能當中醫的許多疑問，所以在這裡我們想分享自身的經驗與想法，希望可以讓對中醫有興趣的人，多認識不同的升學管道及其他細節。

想當中醫要念什麼系？

以寫這本書的這個當下來說，想要當中醫師必須就讀有中醫學程的科系，其中包含中醫系（包含單修及中西雙主修）與學士後中醫系，讓所長來說明一下。

中醫系

入學方式　學測或指考入學

修業時間　單修七年，雙主修七年（均包含實習）

臺灣中醫系的學程分為兩種，一種是單修的中醫系，另一種是中西醫雙主修。前者在畢業後只能當中醫；雙主修的學生未來則可以選擇要走西醫或是中醫，但仍只能選擇

一個來執業。

關於這兩種中醫系該怎麼選擇，所長覺得你應該考慮自己對未來的規畫。如果你未來的生涯規畫很明確，可以選擇單修的中醫系或醫學系即可，這麼做的優點是在學習的過程中，你可以更專心於單一專業或是有更多時間休閒、精進自己。但如果你剛好對中醫和西醫都相當有興趣（別懷疑！興趣在此真的很重要，有興趣才能熬過繁重的課業以及日後制度上種種惱人的狀況），期待自己能擁有更全面的醫學觀點，那你就可以選擇雙主修的中醫系。中醫和現代醫療完整結合的任務就交給我們大家一起努力了！（搭肩）

學士後中醫系

入學方式　設有學士後中醫系的學校獨立招生，目前有中國醫藥大學、義守大學及慈濟大學

修業時間　五年（包含實習）

常簡稱為「後中」，是另外一個升學管道，只要你已經大學畢業就可以報考（男生則要加上服完兵役），目前的考試科目分別為國文、化學（普通化學＋有機化學）、英文及生物。因為後中是獨立招生的，所以考生必須要分別在不同學校報名並且分別前往該校應考。

經營社群時，所長經常會收到不少年輕學生的私訊，當中不乏大一、大二，甚至高中的孩子，告訴我們以後想報

考後中考試，但關於這點，所長非常非常不建議你這麼做。因為獨立招生的玩法表示學校可以隨時改變遊戲規則，例如改變考科、難度等，而這些突然的更動，都可能對超前部屬準備考試的人來說是一大打擊。所以如果你年紀輕輕就立定志向，那麼及早準備重考會是一個更直接可靠的選項，而如果你是大四生或是大學畢業後才想轉換跑道，那麼後中的確會比較適合你。

最後跟大家分享一下補習的事。在報考後中的同學裡，大部分都會報名補習班，除了因為後中考試的科目範圍頗廣，若有補習班老師整理或許會更快掌握考點之外，如果學校方有發布任何考試相關消息，補習班也會及時幫忙傳達或處理，所以如果你對後中考試有興趣，或許可以先到補習班諮詢看看。

中醫系都在學什麼？

由於所長就讀的是學士後中醫系，所以會有一小部分課程編排上與中醫系有些不同，主要是免除了大學的基礎課程（例如普通生物、有機化學等），但整體架構和中醫系都是一樣的，以下所長就以自己的經歷來跟大家聊聊！

從本草到炮製 —— 中藥學與方劑學

認識中藥的過程很好玩，或許是學習中醫過程中最有趣的經驗！從大一開始，我們必須記憶本草裡常見中藥材的性味與歸經，以及它們的作用與適應症。當然除了背誦書本裡的知識，認識藥材的原形也是課程的一部分，學校還會安排中藥材跑考，要我們在十五秒內回答出眼前的中藥材是什麼。當看到一堆磨成粉，顏色或白或灰的礦物性藥材出現在考試題目中，絕對會讓你腎上腺素飆升，非常刺激！

在認識中藥後，則須進一步學習中藥配伍的藝術，也就是方劑學，從中了解過去醫家搭配藥材的想法與目的，如同軍隊作戰般，將各個藥材依劑量不同擺放在合適的位置，也就是先前所提到的君臣佐使。另外，課程中也能接觸到中藥炮製學，在這裡你可以學會自己製作紫雲膏、枇杷膏、六味地黃丸，甚至是跌打損傷的藥酒，也可以自己煮藥膳鍋，下課後與同學飽餐一頓，保證真材實料！

不只是武俠小說裡的任督二脈 —— 針灸學與傷科學

學校裡的針灸學是以十二正經以及任督二脈為主，我們需要快速反應穴位的名稱與所屬經絡，同學間彼此練習針灸的風氣也滿興盛的！在課外時間，我們也會透過講座接觸到許多不同的課程，只要你想學，都有非常多的資源！除了經絡與針灸外，相信許多人對中醫的印象還有喬筋骨。

沒錯！中醫傷科也是學習中很重要的一環，不過千萬不要認為傷科只是喬骨頭這麼簡單，課程裡也包含許多現代解剖學的內容及操作手法。不過礙於時數分配，這部分在學校的學習時間是相對較少的。

博大精深！每次重新閱覽都有不同體會 —— 中醫內科學

雖然這裡是用中醫內科學來概括，實際上卻包含內經（陰陽、五行、臟象學說等）、中醫證治學（學習證型對應的治療方式）、傷寒與溫病學、診斷學，再延伸到更深入的中醫婦科學、兒科學等。簡單來說，只要是與中醫內科有關，通通都屬於這個範疇。從中醫的基礎理論架構開始，一步步引導我們將這些知識運用到治療上。

不只是中醫，其實有快一半的學分是 —— 西醫

其實現在的中醫系有不少的學分是西醫課程，從解剖學（沒錯！也有大體解剖跑考、神經解剖學）、組織學、病理學、藥理學，以及各種內外科，通通都是必修課！現代醫學的進步讓我們有比古人更多的工具，得以蒐集各種資訊切入治病方向，更重要的是，西醫的課程也讓我們得以認識到目前中醫所能處理的範圍，日後執業若是遇上危急重大的疾病，也才能在第一時間覺察，轉交給西醫緊急處置。

中醫系的未來出路

中醫學生從學校畢業後就可以開始找工作，在醫院或診所獨當一面看診，這點和西醫是不太一樣的。但是如果你想要自己開業，民國103年後畢業的中醫新鮮人還必須先通過「中醫負責醫師訓練計畫」總共為期兩年的訓練（當然如果未來你不打算自行開診所，就不需要參加這個計畫）。

但是這個計畫剛推行的時候，每年開出的名額不足以容納應屆畢業生，再加上在學習中醫的過程中，可能會聽說有的業主會利用年輕醫師想拿到開業資格，而開出不太合理的合約想綁住醫師……種種江湖傳說都讓還沒畢業的學生覺得恐慌，但所長我還是抱著樂觀的態度面對（不然怎麼辦，我頭都洗下去了QQ）。希望制度推行後發現有不足的地方可以趕快修正，而正在讀這本書、還沒踏入中醫領域的你，所長也覺得你可以多多觀望，因為行行出狀元，喜歡中醫可以看四物所的文章就好，也不見得要當中醫啦！（笑）

⧗ 所長Q & A

Q   如果想在臺灣當中醫師，我也可以去中國讀中醫系或中醫相關的研究所嗎？

A   答案是不行的喔！因為目前臺灣的法規沒有開放中

國的學歷，所以也就沒辦法報考國考（報考資格是完成要求的所有學分）後取得執照，在臺灣當中醫師喔。

Q　大學不是唸醫療相關科系，去念後中會很勉強嗎？

A　所長認為不需要太擔心喔！學士後中醫系的同學除了藥學、物理治療等醫學相關科系外，還有不少人是來自理工科或是文法商等背景的同學，所以大可不必因為自己醫療背景不足，認為會跟不上大家而過於自卑焦慮。而且在接觸到各路背景的同學後，你或許會發現，每個不同學習背景的同學都在各自的中醫養成上走出了屬於自己的特色！

Q　聽說除了學校的課業外，讀中醫還需要到外面上很多課？會很花錢嗎？

A　所長的確有些同學花了數十萬到校外找執業醫師學習，不過這些都不是必須的，而校內其實也有許多社團資源，會邀請醫師至校內演講或是開課，內容應有盡有，除了把脈、針灸跟傷科外，也會邀請許多的專家進行專題演講，例如眼針、美顏針，甚至是中獸醫。只要你想了解，其實都有很多機會。但如果臺幣戰士想加碼花錢課外學習，同學之間也會互相交流課外學習的管道。

Q　中醫也有像西醫一樣分科嗎？

A　有的，或者說是趨向有分科的方向前進。前陣子衛

福部中醫藥司試辦「中醫專科醫師制度建構計畫」，
把中醫分成內、婦、兒、針灸、傷科以及家醫科。
以往我們認為中醫難以區分科別，因為五臟六腑皆
會相互牽制影響，但為了因應教學、研究等其他層
面，衛服部推行了這個專科計畫，也引起了業界許
多不同的聲浪，所以有心想踏入中醫行列的讀者，
也可以花點心思了解相關制度喔。

後記

　　不知道看到這邊的大家，對中醫有沒有更了解一點點，或是燃起對中醫的興趣了呢？「中醫四物所」的白話文運動，一開始就是因為被困在宿舍的我們覺得非常無聊，面對期末考也只能翻書閱讀枯燥的古文。而當生活無趣到極點時，人可能都會變得怪怪的，常常會用奇怪（很多時候是腥羶色）的口訣讓自己記得，背不起來的穴位也會自己搭配動作片的動作幫助記憶（例如蜘蛛人的招牌姿勢），所以常常讀著讀著就笑出來了。時間一長，我們慢慢覺得，這麼北七的事情如果畫出來不曉得會不會讓同學有共鳴，於是偷偷辦了 Instagram 帳號，想看看有沒有同學也覺得好笑，沒想到因此收到很多熱情的回饋，表示因為我們的圖文而學到東西，或開始注意自己身體狀況，甚至到醫院檢查還因此發現病灶。這一次次的回饋都擊中我們的心啊，所以一不小心，圖文內容愈發愈認真，直到某天事情發生了……

　　我一直記得在收到編輯家暐私訊前的狀況。那陣子陸陸續續有人私訊，表示想看到我們出書，那時候看到這種私訊只覺得「啊啊啊～太抬舉我們了啦！」因為出書對我們來說就像諧星出唱片一樣遙不可及。但就在那天，我收到家暐私訊詢問我們會不會出書，還記得我那時候漫不經心地

回答：「好像可以思考一下欸，因為有其他人也問過，可是出書是不是要等出版社找我們才行？哈。」沒想到幾天後就收到家暐揭露身分的熱情邀約。大家能想到我們有多惶恐嗎？哈哈哈哈哈哈！我們實在是有眼不識泰山，還好沒有跟編輯大人亂講話欸，真的嚇爆！

在寫書的過程中，讓我們學習到很多寫作的眉角，特別是因為這是一本是想用有趣的的方式，讓對於中醫領域陌生的讀者也能了解中醫的書，所以有許多中醫的觀念或者名詞在寫出來後，還要評估能不能讓每個人都可以輕易理解。雖然這本就是我們的初衷，但是在校學習時，有很多詞彙都是看久了自然心領神會的，也因此剛開始時，對於該如何好好說明解釋每個中醫的名詞下了一番工夫。

此外，還有不少時候特別掙扎困難，畢竟我們是尚未畢業的中醫學生，在臨床上的經驗可以說是零，而我們也明白臨床上所用與課堂上所學還是存在一大段距離，所以真的很害怕因為見識淺薄，帶給大家太狹隘或是錯誤的內容，也很怕因為避開某些難寫的主題會讓整本書變得毫無特色，也怕提供藥物介紹會讓大家捨棄諮詢醫師，自行跑去抓藥而耽誤病情。在擔心很多很多的狀況下，文字的風格好像慢慢愈來愈嚴肅，不像以往在網路上發文那麼輕鬆，所以在這個掙扎的過程中，四物所也變得很少更新，午夜夢迴都覺得很對不起發訊息鼓勵我們發文的所友（抱頭痛哭）。正在寫這些字的我

想著，終於終於可以解脫了嗎？(哭)但是回顧累積起來的稿件，沒想到我們也快要走完最後一哩路了！(拭淚)

首先當然要先感謝我們的伯樂家暐，雖然我們一直覺得自己有很多不足，還不是能夠成為良駒的氣候，不管是專業知識上或是文筆方面，但是家暐不只願意和知名度奈米等級的我們合作，並且等我們考完國考(真的要哭了)，在初期還把我們曾經發過的文整理成大綱，過程中也無限地包容我們的不專業。我們只能說，家暐真的是佛祖般的存在，也很謝謝編輯雨柔和副總編輯至平在過程中引導我們寫作的方向。謝謝我們學校的巫漢揆老師，感謝老師在我們提出幫助我們審訂文章的時候就爽快地答應邀約，希望老師在審訂的過程不會覺得相當後悔啊(汗)。

也很感謝當初私訊鼓勵我們出書，以及一直告訴我們不管多久都願意等四物所發文的所友們，如果不是你們，接到這種邀約的當下，太過膽小的我們可能還是會躊躇、不敢下決定。

各種熱情的回饋形成一個悸動，讓我們想著：「如果因此有多一些人喜歡中醫，願意嘗試利用中醫解決身體的病痛，那就值得了！」所以看過這本書的你，如果有任何想法指教，也歡迎到中醫四物所的Instagram和我們交流。很感謝參與過這本書的所有人，不管是製作還是閱讀的你們，愛大家。

中醫四物所

心靈養生 FJ2065

中醫四物所：

淺易圖文╳趣味漫畫，從中醫知識懶人包到分析日常病痛的眉眉角角，
IG人氣平臺帶你無痛理解中醫！

作　　者	中醫四物所
繪　　者	丸同連合
審訂者	巫漢揆
副總編輯	謝至平
責任編輯	鄭家暐
行銷業務	陳彩玉、楊凱雯、陳紫晴、林佩瑜
設計排版	丸同連合

出　　版	臉譜出版
發 行 人	涂玉雲
總 經 理	陳逸瑛
編輯總監	劉麗真

城邦文化事業股份有限公司
臺北市中山區民生東路二段141號5樓
電話：886-2-25007696 傳真：886-2-25001952

發　　行　英屬蓋曼群島商家庭傳媒股份有限公司城邦分公司
　　　　　臺北市中山區民生東路二段141號11樓
　　　　　客服專線：02-25007718；25007719
　　　　　24小時傳真專線：02-25001990；25001991
　　　　　服務時間：週一至週五上午09:30-12:00；下午13:30-17:00
　　　　　劃撥帳號：19863813 戶名：書虫股份有限公司
　　　　　讀者服務信箱：service@readingclub.com.tw
　　　　　城邦網址：http://www.cite.com.tw
香港發行所 城邦（香港）出版集團有限公司
　　　　　香港灣仔駱克道193號東超商業中心1樓
　　　　　電話：852-25086231
　　　　　傳真：852-25789337
馬新發行所 城邦（馬新）出版集團
　　　　　Cite (M) Sdn Bhd.
　　　　　41-3, Jalan Radin Anum, Bandar Baru Sri Petaling,
　　　　　57000 Kuala Lumpur, Malaysia.
　　　　　電話：+6 (03) 90563833
　　　　　傳真：+6 (03) 9057 6622
　　　　　讀者服務信箱：services@cite.my

一版一刷　2022 年 7 月
ISBN　　978-626-315-148-2
版權所有．翻印必究 (Printed in Taiwan)
定價：380元 (本書如有缺頁、破損、倒裝，請寄回更換)

國家圖書館出版品預行編目 (CIP) 資料

中醫四物所：淺易圖文╳趣味漫畫，從中醫知識懶人
包到分析日常病痛的眉眉角角，IG人氣平臺帶你無
痛理解中醫！/中醫四物所著. —— 一版. —— 臺北市：
臉譜出版，城邦文化事業股份有限公司出版：英屬蓋
曼群島商家庭傳媒股份有限公司城邦分公司發行，
2022.07
面；　公分. —— (心靈養生)
ISBN 978-626-315-148-2 (平裝)

1.CST: 中醫
413　　　　　　　　　　　　　　　　111007318